Heidi Tiemann

Gesundheit hausgemacht

Die Landfrauenvereine Niedersachsens ermöglichen es mir seit vielen Jahren, Gesundheitsseminare durchzuführen. Aus den gesammelten Erfahrungen im Haus am Steinberg in Goslar hat sich dieser Ratgeber entwickelt. Ich danke allen dafür.

Heidi Tiemann

Gesundheit hausgemacht

Mit Zeichnungen von hanns joachim klug

calenberg edition

Die Deutsche Bibliothek - CIP-Einheitsaufnahme

Tiemann, Heidi:
Gesundheit hausgemacht / Heidi Tiemann. – Hannover : Schlütersche, 2002
ISBN 3-87706-668-2

Anschrift der Autorin

Heidi Tiemann
Hamburger Allee 6
30161 Hannover

© 2002, edition calenberg, Schlütersche GmbH & Co. KG,
    Verlag und Druckerei, Hans-Böckler-Allee 7, 30173 Hannover

Alle Rechte vorbehalten. Das Werk ist urheberrechtlich geschützt. Jede Verwertung außerhalb der gesetzlich geregelten Fälle muss vom Verlag schriftlich genehmigt werden.

Eine Markenbezeichnung kann warenzeichenrechtlich geschützt sein, ohne dass dies besonders gekennzeichnet wurde.

Gestaltung:	Schlütersche GmbH & Co. KG, Verlag und Druckerei, Hannover
Satz:	PER Digitaler Workflow GmbH, Braunschweig
Litho:	Composing & Print GmbH, Hannover
Druck u. Bindung:	Druckhaus »Thomas Müntzer« GmbH, Bad Langensalza

Inhalt

Vorwort	7
Einleitung	9
Am Morgen ein guter Start	11
Richtig Aufstehen	11
Tautreten	12
Trockenbürsten	12
Sonnengebet	13
Qi Gong	13
Öl ziehen	19
Gesund in Hals und Mund	19
Achtsamkeit üben	20
Wechseldusche	20
Kraft-Frühstück	21
Gesund trinken	21
Ordnung tut gut	22
Lernen und Arbeiten	25
Vom Lernen	25
Vom Arbeiten	25
Richtig Sitzen	26
Richtig Stehen	27
Richtig Gehen und Laufen	28
Richtig Atmen	29
Hals-Nacken-Schultergymnastik	30
Mit den Gesichtsmuskeln üben	32
Frei im Kopf	33
Augenübungen	33
Akupressur	33
Besser und schneller denken mit Kinesiologie	36
Mittagessen zum Wachbleiben	38
Trennkost einfach	38

Am Nachmittag frisch und munter 41
   Die Tasse Kaffee des Kneippianers 41
   Frische Luft 41
   Gesunde Zwischenmahlzeiten 41
   Hilfen zur Gewichtsabnahme 42
   Den ganzen Körper dehnen... 43
   Finger Yoga entspannt und bringt Energie 46
   Die Venenpumpe bei Krampfadern 48
   Isometrische Kraftübungen.. 48
   Saunazeit... 48
   Selbstmassagen 49
   Der richtige Duft zur richtigen Zeit 50

Den Abend ausklingen lassen 53
   Abendessen, das beruhigt... 53
   Jetzt was für den Rücken tun 53
   Kraft mit Hanteln 55
   Muskelanspannung und Entspannung 56
   Die Beckenbodenmuskulatur üben 57
   Kneippanwendungen vor dem Schlafen 59
   Kaffee zum Einschlafen 60
   Der richtige Duft zum Schlafen 60
   Autogenes Training 60
   Rituale, die das Einschlafen leicht machen 61
   Hilfe durch Vorstellungskraft 62
   Gesundheitstipps in einem Satz.. 63

Gesund durchs ganze Jahr 65
   Frühling... 65
   Sommer... 66
   Herbst 67
   Winter.. 68
   Harmonie mit Musik 70
   Farben und Gefühle 71
   Schöpferische Tätigkeit 73
   Wohlbefinden mit Feng Shui 73

Literatur 76

Vorwort

Schon als Kind habe ich mich für Gesundheit interessiert. Mit 14 Jahren kannte ich die Kalorien aller Nahrungsmittel und wusste Bescheid über Kohlenhydrate, Eiweiße und Fette. Bücher von Bircher-Benner und Kollath habe ich verschlungen.

Mein Traum war es damals, Balletttänzerin zu werden. Als ich dann meine Eltern endlich davon überzeugt hatte, dass dies der richtige Beruf für mich wäre, hatte ich plötzlich Angst vor der vielen Arbeit und den Entbehrungen, die auf mich zugekommen wären, und wurde Sportlehrerin.

Später dann noch Kunsterzieherin und Techniklehrerin, ging in den Schuldienst, wo ich sehr glücklich war, meine Hobbys unterrichten zu können. In der Schule, vor allem an der Gesamtschule, hatte ich viele Möglichkeiten, meine gesundheitlichen Interessen einzubringen. Im Sportunterricht habe ich mit den Kindern getanzt, Yoga und Autogenes Training gemacht. Mein Kunstunterricht wurde häufig durch Musik untermalt, der Ideenreichtum der Kinder musikalisch unterstützt.

Später absolvierte ich eine Heilpraktiker-Ausbildung, und bin Gesundheitspädagogin der Sebastian-Kneipp-Akademie geworden. Nach Verlassen des Schuldienstes begann ich in der Erwachsenenbildung Seminare anzubieten. Seit vielen Jahren gebe ich inzwischen Kurse zu Gesundheit und gesundem Leben bei den niedersächsischen Landfrauen-Vereinen in Goslar.

Heute lebe ich so gesundheitsbewusst wie ich es hier niederschreibe, ohne Gesundheit dabei fanatisch zu sehen. Ich liebe es, abends eine halbe Tafel Schokolade zu essen, und wenn ich eingeladen bin, genieße ich alles, was auf den Tisch kommt. Schließlich wird man nicht zwischen Weihnachten und Neujahr, sondern zwischen Neujahr und Weihnachten dick. Oder wie eine Landfrau in einem Kurs sagte: »Auswärts essen macht nicht dick.«

Besonders möchte ich das Buch Lehrern und Seminarleitern ans Herz legen. Es sind viele Übungen dabei, die langes Sitzen in der Schule oder bei Vorträgen erträglicher machen, und die Aufmerksamkeit und Konzentration fördern.

Einleitung

Ein ganzes langes Leben lernen wir, sitzen wir, stehen wir, gehen oder liegen wir. Schon erstaunlich, was wir alles aushalten, und wie gut wir durchhalten. Solange alles gut funktioniert, machen wir uns keine Gedanken darüber und nehmen alles wie selbstverständlich hin. Doch häufig reicht ein kleiner Anlass, um unser Gleichgewicht in Unordnung zu bringen. Und jetzt? Häufig neigen wir dazu, genau das Falsche zu tun, wir greifen zu Pillen, Alkohol, Zigaretten und versuchen mit Gewalt, unser früheres Wohlbefinden wieder zu finden. Aber leider klappt es nur selten.

Mein Vorschlag: Nehmen Sie dieses Buch zur Hand, sehen Sie sich den Inhalt an, und suchen Sie das für Sie passende heraus. Es enthält viele Vorschläge, um gesund zu bleiben, oder auch wieder gesund zu werden. Bestimmt ist auch für Sie etwas dabei! Sie können alle Übungen zu Hause durchführen, und brauchen sich nicht im Fitnessstudio zu überfordern. Sie sparen Geld und Zeit. Und noch eins: Haben Sie Geduld, erwarten Sie den Erfolg nicht zu schnell, bleiben Sie bei Ihrem gesundheitsbewussten Verhalten. Jeden Tag brauchen Sie ausgewogene Ernährung, Bewegung und Entspannung. Jeden Tag sollten Sie gelassen planen und aktiv sein. Wählen Sie das Richtige aus und bleiben Sie eine Weile dabei.

Aber verfallen Sie nicht in Routine, wagen Sie auch Neues, denn Abwechslung tut gut.

Am Morgen ein guter Start

Richtig aufstehen

Nehmen Sie sich Zeit zum Aufstehen, der Beginn eines Tages entscheidet über seinen weiteren Verlauf. Rekeln Sie sich noch ein wenig, und strecken Sie sich, vielleicht haben Sie auch noch Zeit, wie ein Käfer Arme und Beine in der Luft zu bewegen, langsam, sanft und in alle Richtungen.

Wenn Sie Rückenprobleme haben, können Sie auch einige Übungen für Ihren Rücken durchführen.

Ziehen Sie ein Knie zur Brust bis Sie eine leichte Spannung fühlen. Fünf bis zehn Sekunden lang dehnen. Dann mit der anderen Seite üben (s. Abb. 1).

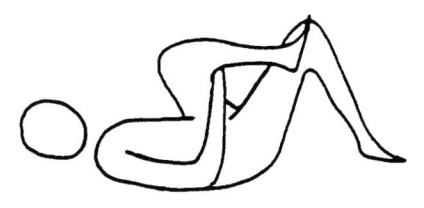

Abb. 1

Ziehen Sie jetzt beide Knie zur Brust, machen Sie einen runden Rücken und strecken Sie die Beine dann wieder aus.

Stellen Sie die Beine auf und lassen Sie beide Knie erst zur einen, dann zur anderen Seite langsam nach unten fallen.

Strecken Sie die Beine in die Luft und fahren Sie Fahrrad. Vorwärts und rückwärts (s. Abb. 2).

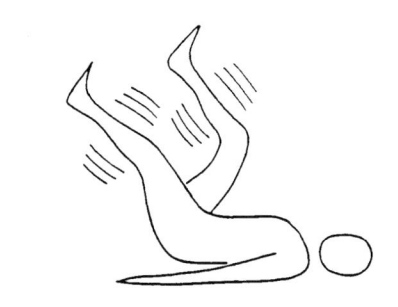

Abb. 2

Rückengerecht aufstehen, erst auf die Seite rollen, mit dem bettnahen Arm abstützen und langsam zum Sitzen kommen. Einen Moment sitzen bleiben, tief durchatmen und aufstehen. Öffnen Sie jetzt das Fenster und atmen Sie tief ein. Dabei die Arme über die Seite hoch nehmen und beim Ausatmen wieder senken (s. Abb. 3).

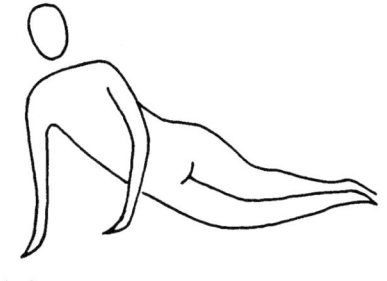

Abb. 3

Tautreten

Voraussetzung ist eine Wiese. Hilft gegen kalte Füße, venöse Beschwerden oder Nervosität und steigert die Abwehrkräfte. Eignet sich besonders gut für Morgenmuffel.

Mit warmen Füßen in Socken und Sandalen schlüpfen. Bei Kälte einen warmen Mantel anziehen, Handtuch mitnehmen und ab auf die Wiese. Mit nackten Füßen und hochgehobenen Knien, wie ein Storch, solange im Tau oder im Schnee gehen, bis ein kühler Schmerz die Fußsohlen erfasst. Jetzt schnell abbrechen, abtrocknen und in Socken und Sandalen schlüpfen. Entweder warm laufen, oder die Füße unter warmes Wasser halten, gut abtrocknen und eincremen (s. Abb. 4).

Wenn Sie keine Wiese haben, legen Sie in Ihrem Badezimmer ein mit kaltem Wasser durchtränktes, ausgewrungenes, dickes Frotteetuch auf den Steinboden. Das ist Ihre Wiese. Gehen Sie darauf am Platz mit hochgezogenen Beinen, bis Sie Kälte empfinden.

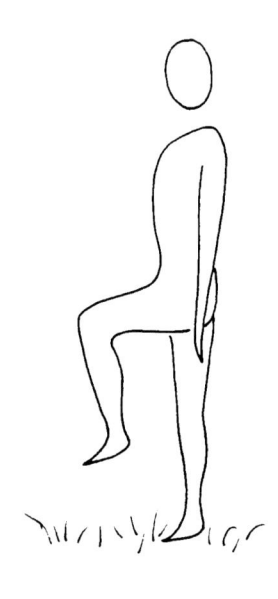

Abb. 4

Vorsicht! Bei chronischer Blasen- und Nierenentzündung nicht Tautreten. Nicht barfuss auf dem Steinboden stehen. Bei gefrorener Wiese besteht Verletzungsgefahr der Haut.

Trockenbürsten

Eine Kneippanwendung, die richtig munter macht, den Kreislauf in Schwung bringt und den Blutdruck reguliert, den Zellstoffwechsel der Haut anregt und überflüssige Hautschuppen entfernt.

Vorsicht! Wenn Sie sehr nervös sind, ist diese Anwendung nicht für Sie geeignet. Bei sehr empfindlicher Haut, bei Ekzemen und auf Krampfadern nicht bürsten.

Beginnen Sie, herzfern am rechten Bein kräftig nach oben und sanfter nach unten zu bürsten. So helfen Sie dem venösen Blut, leichter nach oben zu fließen.

Um Knöchel und Gelenke kreisend bürsten. Es folgen linkes Bein, rechter Arm und linker Arm. Um den Bauch sanft im Uhrzeigersinn massieren. Um die Brust kreisen, Brustwarzen auslassen. Für den Rücken gibt es eine langstielige Natur-Bürste, mit der Sie den ganzen Rücken bearbeiten können. Für das Gesicht nehmen Sie eine weiche Babyhaarbürste, und massieren mit kreisenden Bewegungen sanft von unten nach oben.

Nicht um die Augen, aber um und auf dem Mund, auf der Stirn und zum Schluss die Ohren. Führen Sie das Trockenbürsten so lange durch, bis Sie richtig gut durchblutet sind und die Haut eine rosa Farbe annimmt.

Sonnengebet

Sie sammeln mit dieser Übung Kraft für den ganzen Tag. Sie lässt sich nach dem Aufstehen oder am Arbeitsplatz vor Beginn der Arbeit durchführen.

Sie stehen am geöffneten Fenster, heben die Arme und strecken sich so weit nach oben wie Sie können, dem Himmel und der Energie der Sonne entgegen. Atmen Sie tief ein, und genießen Sie die Dehnung in Ihrem Körper. Dann entspannen Sie sich, lassen die Arme sinken und atmen Sie aus. Wiederholen Sie die Übung achtmal.

Qi Gong

Qi Gong ist die älteste Heil- und Atemgymnastik der Welt. Ursprünglich als Gebet zu Himmel und Erde gedacht, wurde Qi Gong von den Chinesen vor 7000 Jahren zusammengestellt. Es wurden Körperübungen entwickelt, die Gesundheit und Langlebigkeit versprachen. Qi Gong trainiert vor allem die Vorstellungskraft und beruhigt den Geist.

Die Selbstheilungskräfte werden mobilisiert. Qi bedeutet Energie, Lebenskraft, Atem, Luft und ist im ganzen Kosmos und in den Lebensmitteln enthalten. Das Qi wird durch die Vorstellung gelenkt und fließt auf Leitbahnen in unserem Körper. Solange der Qi-Fluss unbehindert ist, sind wir gesund. Entstehen jedoch Blockaden, so beginnen wir krank zu werden.

Gong bedeutet üben, erlernen. Qi Gong bedeutet also Lebenskraft üben. Es wirkt heilsam auf Körper, Geist und Seele, da wir mit dem Üben des Qi's unsere körpereigenen Energien mobilisieren und den Geist entspannen.

Fast alle Übungen können im sitzen, stehen, liegen und gehen gemacht werden. Nehmen Sie sich zuerst Zeit, um zur Ruhe zu kommen und überlegen Sie, wie viel Zeit Ihnen für die Übungen zur Verfügung steht. Es ist besser eine Übung in Ruhe und Konzentration zu machen, als viele Übungen in Hektik. Man kann zu jeder Zeit üben, in der man ungestört ist. Ziehen Sie bequeme Kleidung und Socken an. Sie sollten nicht unbekleidet üben.

Der Raum sollte gut gelüftet sein oder Sie üben im Freien. Aber nicht bei Gewitter oder wenn das Wetter sehr windig, besonders heiß, feucht oder kalt ist und kein schattiger Platz zur Verfügung steht.

Die Bewegungen sind langsam, weich und fließend. Unsere Vorstellungskraft soll dabei immer das Qi leiten und lenken. Wir befinden uns in einem besonders entspannten Zustand, in dem Körper, Geist und Seele im Einklang sind.

Folgende einleitende Übungen sollten immer als Vorbereitung dienen: Die Augen schräg nach vorn auf den Boden richten, oder noch besser die Augen schließen. Die Knie sind locker, niemals durchgedrückt stehen. Atmen Sie ein, wenn die Bewegung nach oben geht und aus, wenn die Bewegung nach unten geht. Die Übungen sind Vorschläge, suchen Sie sich aus, was in diesem Moment das Richtige für Sie ist. Üben Sie jede Übung mindestens sechsmal. Wenn Sie mit der Übung ein gesundheitliches Ziel anstreben, sollten Sie diese dreißigmal und noch länger durchführen. Übrigens gibt es mehr als 3000 verschiedene Übungen im Qi Gong.

Vorbereitung
Erdverbunden, schulterbreit stehen, »verwurzelt zwischen Himmel und Erde«. Mit den Zehen drei mal krallen. Natürlich atmen.

Den Körper bewusst entspannen, die Entspannung wie eine Welle durch den ganzen Körper schicken.

Mit den Ohren die Umwelt, die Geräusche aufnehmen, und dann nicht mehr beachten.

Die Augen und zwischen den Augenbrauen entspannen.

Ein Lächeln im Gesicht, ein Lächeln im Herzen, das sich im ganzen Körper ausbreitet. Das innere Lächeln entspannt Ihre Seele, lässt Sie sanft, freundlich und heiter werden. Das warme Gefühl breitet sich in Ihrem ganzen Körper aus. Lächeln Sie in Gedanken einem geliebten Menschen zu. Lassen Sie das innere Lächeln zu einer Gewohnheit werden, üben Sie in ruhigen Augenblicken ein bisschen lächeln. Es ist übrigens die beste Übung, Falten vorzubeugen und schlechte Stimmungen zu vermeiden.

Pendeln und Hände reiben
Ein Bein vor dem anderen pendeln, dabei die Hände reiben. Durch das Reiben der Hände wird Energie aufgenommen und das Gehirn wird aktiviert. Pendeln löst Verspannungen.

Massieren
Hände, Bauch, Nieren, Nacken und Gesicht reiben und massieren. Dabei mit den Beinen gelöst nach rechts und links pendeln.

Ohren reiben
Alle Energiepunkte des Körpers stehen mit den Ohren in Verbindung. Die Ohren zu massieren ist wie eine zarte Ganzkörpermassage. Reiben, kneten und kneifen Sie Ihre Ohren so fest wie es noch angenehm ist.

Meridiane klopfen
Mit den flachen Händen zuerst die Innenseite der Beine abwärts klopfen und an der Außenseite hoch klopfen. Auf dem Bauch sanft im Uhrzeigersinn klopfen. Arme innen abwärts und außen hoch klopfen. Auf dem Kopf von vorn nach hinten bis in den Nacken mit den Fingerspitzen oder mit den Handflächen klopfen.

Thymusdrüse aktivieren
Reiben und klopfen Sie mit Fingerspitzen oder Fingerknöcheln zwischen der Brust auf dem Brustbein. Hinter dem Brustbein liegt die Thymusdrüse, die mit zunehmendem Alter kleiner wird und deren Aktivität mit den Jahren nachlässt. Die Stelle zu reiben und zu klopfen, hilft den Alterungsprozess hinauszuschieben und das Gedächtnis in Schwung zu halten.

Schützender Qi-Mantel
Mit den flachen Handflächen, den Körper kaum berührend, vom Kopf über die Schulter, unter den Achseln durch nach hinten, bis zum Boden ausgleiten. Sich dabei vorstellen, dass man in ein Qi-Mäntelchen, in eine Energie-Schale eingehüllt ist. Jetzt genau so vom Kopf, über das Gesicht, nach vorne unten, bis zu den Zehenspitzen die Hände gleiten lassen. Stellen Sie sich vor, dass Sie heute unverletzbar sind, keiner kann Sie ärgern, alle negativen Einflüsse prallen an Ihnen ab. Machen Sie die Übung dreimal.

Zehenübung
Spreizen Sie Ihre Zehen wie ein Fächer auseinander und entspannen Sie wieder.

Arme schwingen
Ganz locker und entspannt die Arme vorn über der Brust kreuzen und schwingen.

Beugeschwingung
Der Oberkörper und die Arme schwingen nach unten zum Boden. Hochkommen und die Arme sanft hinter den Rücken schwingen. Nicht ins Hohlkreuz gehen.

Blockadenlösen
Aufrecht stehen, die Füße schulterbreit auseinandergestellt, Hüfte und Becken bleiben gerade. Die Arme locker und entspannt von einer zur anderen Seite schwingen lassen. Löst Verspannungen im Körper und kann immer wieder im Laufe des Tages durchgeführt werden, vor allem wenn Sie viel sitzen.

Schüttelübung
Die Meridiane werden durchlässig gemacht, schädliches Qi wird nach unten weggeschüttelt. Die Füße sind schulterbreit auseinandergestellt, locker und entspannt stehen. Beginnen Sie mit leichten, rhythmischen

Schüttelbewegungen. Stellen Sie sich vor, dass die verbrauchten Energien nach unten, durch die Fußsohlen abgeleitet werden. Hören Sie nach zwei bis vier Minuten langsam auf zu schütteln, lassen Sie Ihre Schüttelbewegung immer kleiner werden, bis Sie zur Ruhe kommen. Sie können die Schüttelübung auch in Kurzform machen, zum Beispiel, wenn Sie unterwegs sind. Einfach mit den Fersen hochgehen, und auf die Fersen locker fallen lassen. Da mit dem verbrauchten Qi auch immer etwas gesundes Qi abfließt, sollten Sie unbedingt die nächste Übung anschließen.

Qi sammeln

Entspannt stehen, die Augen schließen und auf den Fußsohlen kreisen. Erst in die eine, dann in die andere Richtung. In Gedanken neue, frische Energie einsammeln.

In den Himmel steigen, auf den Wolken sitzen

Auf die Zehenspitzen hochkommen, über die Ferse den Fuß senken, dabei in die Knie gehen, auf der Fußsohle abrollen und wieder auf die Zehenspitzen hochkommen. Dabei machen die Arme, seitlich vom Körper kleine Halbkreise. Beim Hochgehen einatmen, beim Tiefgehen ausatmen.

Das Qi wecken

Die Arme werden sanft vor dem Körper gehoben und wieder gesenkt. Die Handflächen zeigen nach unten. Stellen Sie sich vor, Sie haben einen Wasserball unter den Händen, den Sie sanft nach unten und oben bewegen. Stellen Sie die Füße parallel und schulterbreit auseinander. Gehen Sie leicht in die Knie, wenn die Arme nach unten gehen. Mit dieser Übung können Sie Ihren Blutdruck regulieren. Bei normalem Blutdruck heben Sie Ihre Arme bis auf Schulterhöhe, bei niedrigem Blutdruck bis zur Höhe des Kopfes und bei hohem Blutdruck nur bis auf Brusthöhe. Üben Sie zunächst vor einem Spiegel, um die für Sie richtige Höhe zu erfahren. Wenn Sie Probleme mit dem Blutdruck haben, sollten Sie die Übung wenigstens dreißigmal täglich durchführen. Haben Sie Geduld, Qi Gong hilft nicht sofort, erst bei längerer Anwendung.

Atem schöpfen

Die Handflächen zeigen nach oben, wir heben die Arme und schöpfen Atem, beim Ausatmen senken wir die Arme wieder, mit den Handflächen nach unten. Auch hier auf die richtige Höhe, dem Blutdruck entsprechend, achten.

Das Herz öffnen
Nehmen Sie mit den Armen sanft einen imaginären Ball auf und öffnen Sie die Hände vor der Brust nach vorn, wie beim Brustschwimmen. Atmen Sie aus, wenn Sie die Arme nach vorn bewegen.

Den Himmel öffnen
Dieselbe Bewegung wie oben, jetzt geht die Schwimmbewegung über den Kopf.

Abschluss
Wir beenden die Übungen damit, das in Bewegung geratene und im Körper verteilte Qi in unserer Mitte einzusammeln. Im Bauch, ungefähr ein Handbreit unter dem Bauchnabel, liegt der untere Dantien. Dies ist ein wichtiger Sammelpunkt der Energie. Wir öffnen die Arme weit zur Seite und umfassen eine virtuelle Energiekugel und führen sie sanft auf den Unterbauch, den unteren Dantien. Wir sammeln in Gedanken das Qi in unserer Mitte. Wir ruhen in unserem Zentrum.

Weitere wichtige Übungen

Den Schrecken bewältigen
Wenn Sie plötzlich einen Schreck, einen Schock, oder eine schlechte Nachricht bekommen, wenden Sie diese Übung an: Als erstes drei tiefe Atemzüge, atmen Sie in Gedanken den Schrecken von sich weg. Schließen Sie die Augen, entspannen Sie die Augen und blicken sacht nach links, dann zur Mitte und nach rechts. Langsam und behutsam. Machen Sie das drei- bis viermal, enden Sie in der Mitte. Ihr Herz hat sich nach der Übung beruhigt.

Gedächtnisübung
Wenn Sie leichter lernen wollen und das Gelernte besser behalten wollen, sollten Sie diese Übung machen. Sie ist besonders geeignet vor Vorträgen, Vorlesungen, Konzerten oder vor dem Lesen eines wichtigen Buches. Der Geist wird beruhigt und es fällt ihm leichter, sich zu konzentrieren.

Den ganzen Körper entspannen. Die Augen schließen, zwischen den Augenbrauen entspannen. Das Gesicht lächelt sanft. In Ihrer Vorstellung mit den Augen zur Nasenspitze schauen. Mit der Nasenspitze zum Mund schauen. Mit dem Mund zum Herzen schauen. Mit dem Herzen zu den Ohren schauen. Mit den Ohren zu den Augen schauen. Ungefähr drei Minuten lang.

Öl ziehen

Eine in Indien und Russland sehr beliebte, und häufig durchgeführte Methode, um die Gesundheit zu erhalten, sie wieder zurückzugewinnen oder die Abwehrkräfte zu stärken. Besonders empfehlenswert bei rheumatischen Beschwerden, Herpes und Zahnfleischschwund oder bei chronischen Erkrankungen. Solange Sie Ihr Frühstück zubereiten, können Sie Öl ziehen und haben keinen zusätzlichen Zeitaufwand.

Nehmen Sie morgens, nach dem Aufstehen, einen Esslöffel Sonnenblumenöl (Russland) oder Sesamöl (Indien, Ayurveda) in den Mund. Nun das Öl im Mund kreisen lassen, und durch die Zähne ziehen. Dauer fünf bis zehn Minuten. In die Toilette ausspucken, etwas Geschirrspülmittel dazuschütten. Jetzt den Mund mit warmem Wasser ausspülen und die Zunge über die Zähne von hinten nach vorne ziehen, um die Zunge zu reinigen. Den Mund mehrmals mit warmem Wasser gut ausspülen. Die Zähne putzen.

Beginnen Sie erst mit einem Teelöffel Öl, um sich daran zu gewöhnen und steigern Sie langsam bis zu einem Esslöffel. Am dünnflüssigsten ist Sesamöl. Sie können auch Olivenöl oder andere kalt gepresste Öle nehmen. Aber sie sollten naturrein sein.

Gesund in Hals und Mund

Bei kleinen Entzündungen im Mundbereich können Sie Teebaumöl auf ein Wattestäbchen aufbringen und die kranke Stelle betupfen. Schmeckt scheußlich, aber hilft wunderbar. Bei beginnenden Halsschmerzen mit ein paar Tropfen Teebaumöl gurgeln, und dazu einen Halswickel machen, ist gesunde Soforthilfe.

Beim Halswickel ein großes Taschentuch mit kaltem Wasser tränken, auswringen, um den Hals legen und ein Baumwolltuch und einen dicken Wollschal darüber wickeln. Die Anwendung kann wiederholt, oder morgens und abends gemacht werden (Abb. 5).

Gegen Zahnfleischschwund abends auf die Zahnpasta drei bis vier Tropfen Teebaumöl geben und dann die Zähne putzen. Bei Schnupfen aus einem Papiertaschentuch zwei kleine Stöpsel drehen,

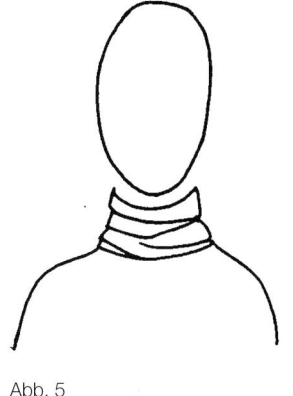

Abb. 5

mit Teebaumöl tränken und eine halbe Stunde lang erst in das eine Nasenloch stecken, und dann ebenso lange in dem anderen Nasenloch behalten. Ersetzt langwieriges Inhalieren und ist am Arbeitsplatz möglich. Also: Für den Notfall immer ein Fläschchen Teebaumöl dabei haben.

Achtsamkeit üben

Im Schneidersitz auf dem Fußboden oder normal auf einem Stuhl sitzen. Alle Verspannungen lösen. Auf den Atem achten, wie er durch die Nase in den Körper strömt, den Bauch hebt und senkt, und den Körper wieder verlässt. Beschränken Sie sich darauf, den Atem zu beobachten, und alle damit verbundenen Gefühle wahrzunehmen. Ohne Eile oder Hast: Einatmen, Ausatmen, Einatmen, Ausatmen. Sie können die Konzentration auf das Strömen des Atems durch die Nase lenken, oder auf das Heben und Senken der Bauchdecke durch den Atem achten. Wenn Ihre Gedanken abschweifen, lenken Sie Ihre Aufmerksamkeit wieder sanft zum Atem zurück.

Sie können den ganzen Tag in Achtsamkeit leben. Beobachten Sie sich in Momenten der Ruhe immer wieder selbst, konzentrieren Sie sich auf das, was Sie gerade jetzt und hier tun. Versuchen Sie nicht ihre Gedanken zu unterdrücken. Lassen Sie die vielen Gedanken, die wie zufällig in unserem Kopf entstehen, unwichtig werden, leben Sie in dem Moment in dem Sie gerade jetzt sind.

Wenn Sie eine Tätigkeit, die Ihnen besonders unangenehm ist, vor sich haben, versuchen Sie es einmal mit Achtsamkeit. Beobachten Sie sich selbst bei der Arbeit, zum Beispiel beim Fensterputzen. Konzentrieren Sie sich auf das, was Sie jetzt tun. Sie werden erleben, dass Ihnen die zunächst unangenehme Arbeit ganz anders erscheint.

Wechseldusche

Regelmäßige Wechselduschen schützen Sie vor Erkältungskrankheiten, depressiven Verstimmungen und Einschlafstörungen. Sie sollten morgens durchgeführt werden, da sie richtige Muntermacher sind.

Erst lange mit dem normalen Brausestrahl sehr warm duschen. Sinnvoll ist ein Duschkopf, der sich auf einen dicken Strahl umstellen lässt. So können Sie beim folgenden kalten Duschen damit zuerst das rechte Bein von unten nach oben mit dem Wasserstrahl ummanteln, und dann das linke Bein. Jetzt folgen der rechte, dann der linke Arm, außen hoch und innen runter brausen.

Um den Bauch im Uhrzeigersinn, um die Brust eine 8 duschen. Das Wasser über Schulter und Rücken und zum Schluss über die Fußsohlen laufen lassen. Lange warm duschen und kurz kalt. Die Zehenzwischenräume müssen gut abgetrocknet werden, Pilze lieben es warm und feucht. Bei trockener Haut eincremen oder einölen.

Denken Sie an Ihre Haut, sie ist das größte Organ und die Barriere zwischen Umwelt und den inneren Organen. Waschen Sie Ihre Haut nicht kaputt. Der natürliche Säureschutz der Haut wird schon allein durch Wasser beeinträchtigt. Wasser trocknet die Haut aus. Je älter Sie sind, desto trockener wird die Haut.

Kraft-Frühstück
Das absolute Gesundheitsfrühstück sind zwei Äpfel und ein Glas Milch. Sie können Ihrem Körper kaum etwas gesünderes bieten. Es ist ein stark basisch wirkendes Frühstück. Sie werden sich stark, kräftig und frisch fühlen, und auch davon satt werden. Der Apfel macht Sie satter als ein Hamburger, hat viele Vitamine und fördert die Verdauung. Das zweite Frühstück sollte ungefähr drei Stunden später sein, damit Sie leistungsfähig bleiben. Ihr Müsli oder ein belegtes Brot können Sie auch später als Zwischenmahlzeit essen.

Gesund trinken
Viel trinken hält jung, leistungsfähig und schlank. Um schön zu bleiben ist es vorteilhaft, viel Wasser zu trinken. Kaffee, schwarzer Tee oder Alkohol entziehen dem Körper Wasser, und sind deshalb nicht dazu geeignet, eine schöne und glatte Haut zu bewahren. Außerdem, wer wenig trinkt, hat häufiger ein Hungergefühl, das oft nur Durst bedeutet. Wenn wir viel trinken, essen wir weniger.

Trinken Sie Ihre Getränke meistens zimmerwarm und nur ausnahmsweise gekühlt. Warmes Wasser tut immer gut, ist aber auch ein wenig fad. Also machen wir uns doch Tee. Jeder Früchtetee ist zum Dauergebrauch geeignet. Vorsichtiger sollten Kräutertees angewandt werden. Wenn Sie gerne und häufig Kräutertee trinken, wechseln Sie ab, denn Kräutertees sind Drogen, und bei häufigem Trinken z.B. von Kamillentee, der normalerweise gegen Bauchschmerzen hilft, kann es auch zu Bauchschmerzen kommen.

Ich trinke am liebsten Rooibos Tee = Rotbusch Tee. Er kommt aus Südafrika und wird dort schon den Babys gegen alle Beschwerden gegeben. Er hilft besonders bei Bauch- und Magenbeschwerden, bei

Blähungen, bei Nervosität, hohem Blutdruck und Schlafstörungen. Er enthält kein Koffein. Auch bei Allergien und rheumatischen Erkrankungen ist er ein wunderbarer Heiltee. Sie sollten ihn mit kochendem Wasser aufbrühen und fünf Minuten ziehen lassen. Sie können auch einen zweiten Aufguss davon machen und diesen länger ziehen lassen. Er schmeckt wie eine Mischung aus schwarzem Tee und Kräutertee. In Südafrika wird er mit Milch getrunken.

Der grüne Tee ist Mode. Er wird als Vorbeugung gegen Krebs empfohlen und viel in Japan und China getrunken. Im ersten Aufguss des grünen Tees ist Koffein enthalten, viel weniger dann in den nächsten Aufgüssen. Bis zu fünf Aufgüsse ergeben sich noch aus einer Ration grünen Tees. Beachten Sie folgendes: Lassen Sie das kochende Wasser fünf Minuten abkühlen und gießen den Tee erst dann auf. Den ersten Aufguss drei Minuten ziehen lassen und mit allen weiteren Aufgüssen ebenso verfahren. Ich gebe jedem Aufguss noch eine Minute zusätzlich zum Ziehen.

Während Sie Früchtetees und Rooibos Tee in beliebiger Menge trinken können, sollten Sie bei grünem Tee, schwarzem Tee und auch Kaffee nicht viel mehr als vier Tassen täglich trinken. Vor allem schwarzer Tee und Kaffee sind durch ihren hohen Phosphorgehalt Calciumräuber. Deshalb denken Sie an Ihre Knochen und trinken Sie mit Genuss und Verstand. Grünen Tee auch nicht zum Essen trinken, weil dadurch die Eisenaufnahme im Körper behindert wird. Andererseits eignen sich grüner und auch schwarzer Tee sehr gut zur Härtung des Zahnschmelzes. Zitrussäfte sollten Sie mäßig trinken; sie sind zwar sehr gesund, schädigen jedoch den Zahnschmelz. Von zu vielen sauren Säften ist abzuraten. Dasselbe gilt für sauren Wein.

Am besten ist es, zwischen den Mahlzeiten, und dann reichlich zu trinken. Trinken beim Essen verdünnt den Speisebrei und damit auch die Magensäure, die Verdauung wird mühevoller.

Ordnung tut gut

Unser Tagesablauf sollte von einer gewissen Regelmäßigkeit bestimmt sein. Unordnung und Chaos ist angeblich das Normale, aber nicht dazu geeignet, uns gesund alt werden zu lassen. Am ältesten wurden Menschen, die ihre Mahlzeiten zur gleichen Zeit eingenommen haben, ungefähr zur gleichen Zeit ins Bett gegangen sind, und deren Leben sich in einem geordneten Rahmen abgespielt hat. Da oft die Frauen für einen Ordnungsrahmen sorgen, leben verheiratete Männer länger als unverheiratete. Die Gene spielen eine große Rolle für die Lebenslänge. Aber allein darauf kann man sich nicht verlassen. Man muss jeden Tag selbst etwas dazu tun, um die Gesundheit zu erhalten oder wieder zu bekommen.

Solange man jung ist, verkraftet der Körper leichter ein Ausbrechen aus dem üblichen Ordnungsrahmen, aber auch für Kinder und Jugendliche ist Ordnung wohltuend, auch wenn sie das nicht gern wahrhaben wollen. Früher gab es traditionelle Lebensgewohnheiten und religiöse Riten.

Der Alltag einer bürgerlichen Familie war bis ins 20. Jahrhundert hinein straff geregelt. Die Mahlzeiten wurden zu festen Zeiten gemeinsam eingenommen, das Morgengebet, das Abendgebet und das Tischgebet gehörten genauso dazu wie sonntags ein gemeinsamer Spaziergang. Die Zeiten haben sich geändert, aber versuchen Sie trotzdem, Ihrem Alltag eine gewisse Ordnung zu geben.

Lassen Sie doch einmal einen Tag vor Ihren Augen ablaufen. Haben Sie fünf mal Obst oder Gemüse oder Salat gegessen? Dies wird empfohlen um Herz- und Kreislauferkrankungen sowie Krebs vorzubeugen. Essen Sie Magermilchprodukte, Fisch, Geflügel und Vollkornprodukte? Essen Sie wenig Süßigkeiten? Trinken Sie wenig Alkohol? Haben Sie sich heute schon außerhalb der Arbeitsroutine bewegt? Ein halbstündiger Spaziergang kann schon ausreichen.

Haben Sie sich Zeit für sich genommen, sich entspannt, vielleicht beim Gebet, bei Musik, einem Buch, bei Handarbeiten, einem Hobby oder einfach mal beim Sitzen und Träumen? Vor allem, haben Sie heute schon herzhaft gelacht? Am besten in angenehmer Gesellschaft, mit Freunden. Dann haben Sie die besten Voraussetzungen, ein für Sie höchstmögliches Alter, bei optimaler Gesundheit zu erreichen. Sie selbst treffen die Entscheidung für ein gesundheitsbewusstes Leben, zu dem nun einmal Ordnung gehört. Lernen Sie wieder, auf Ihre Gefühle und Empfindungen zu hören. Achten Sie darauf, was Ihr Körper Ihnen sagt, was er gut verträgt, und wann er Ihnen Zeichen gibt, dass Sie ihn überfordert haben. Haben Sie den Mut auch einmal Nein sagen zu können. Lassen Sie sich nicht bei Ihrer Arbeit, oder von Ihrer Familie ausnutzen. Gerade ein besonders freundlicher und hilfsbereiter Mensch kommt leicht in Gefahr, von allen Seiten überfordert zu werden. Denken Sie an sich selbst, seien Sie ruhig manchmal ein Egoist und schaffen Sie sich Freiräume. Genießen Sie die Zeit, die Sie ganz für sich selbst reserviert haben. Haben Sie nie ein schlechtes Gewissen.

Lassen Sie Ihr Gehirn alle Situationen, die Sie erleben, mit dem Verstand und dem gleichzeitig vorhandenen Gefühl verknüpfen. Instinktiv werden Sie sich für den richtigen Weg entscheiden.

Lernen und Arbeiten

Vom Lernen
Lernen ist ein lebenswichtiger Prozess. Ob wir aus eigener Erfahrung lernen oder Erfahrungen übernehmen, immer bedeutet es Aktivität und Kreativität. So lange wir leben, sollten wir immer dazulernen, offen sein für Neues und flexibel bleiben. Früher hat man einen Beruf erlernt und konnte damit bis ins Alter seinen Lebensunterhalt verdienen. Heute ist es üblich, Fertigkeiten aus mehreren Berufen zu haben. Es ist auch selten möglich, sich an einem Ort fest niederzulassen, da die Arbeit häufig weit entfernt angeboten wird. Um beruflich auf dem laufenden zu sein, sind wir gefordert, uns regelmäßig zu informieren und weiterzubilden. Der Fortschritt entwickelt sich in einem immer rasanteren Tempo. Um mitzuhalten, müssen wir immer Neues lernen und annehmen. Um weiter zu kommen, sind Kreativität und Fantasie gefordert. In unserer Fantasie stellen wir uns etwas vor, wir haben eine Idee. Unsere Kreativität hilft uns, diese Idee zu verwirklichen. Jeder Mensch kann kreativ sein. Leider schlummert die Kreativität häufig im Verborgenen. Sie sollte geweckt werden. Bei Kindern ist noch alles offen und unbefangen. Sie sprudeln über vor Ideen. Sie haben aber noch nicht die Möglichkeit, diese zielgerichtet zu verfolgen. Wir Erwachsenen können mit unserer Intelligenz Probleme lösen. Wir müssen nur dazu bereit sein. Natürlich benötigt man dazu Fachkenntnis. Wichtiger ist jedoch ein breit gefächertes Wissen aus allen möglichen Bereichen. Man muss bereit sein, über seinen Rahmen hinauszusehen und andere Bereiche in sein Fachgebiet einzubeziehen.

Fahren Sie in den Ferien nicht immer an den gleichen Ort, erkunden Sie die Welt. Sammeln Sie möglichst viele neue Eindrücke.

Wenn Sie einen bestimmten Stoff lernen wollen, so arbeiten Sie ihn abends vor dem Schlafengehen durch. Wenn Sie schlafen, werden Sie alles noch einmal verarbeiten. Sie haben schneller, und sozusagen im Schlaf gelernt. Vielleicht fällt es Ihnen leichter, mit etwas klassischer Musik oder auch mit Entspannungsmusik zu arbeiten. Musik bringt unsere rechte Gehirnhälfte dazu mit der linken zu korrespondieren. Vielen Menschen fällt so das Lernen leichter.

Vom Arbeiten
Jeder Mensch findet und bestimmt seine Stellung in der Gesellschaft. Heute gilt es als normal, wöchentlich wenigstens 35 Stunden einer be-

zahlten Vollzeitarbeit nachzugehen. Unsere Persönlichkeit ist sehr eng damit verknüpft, denn Zufriedenheit und Glück sind stark abhängig von der Stellung, die wir in der bezahlten Arbeitswelt einnehmen. Weit weniger Beachtung findet die nicht bezahlte Arbeit im Haus oder die Kindererziehung, ehrenamtliche Tätigkeit in Vereinen und sozialen Bereichen oder in der Kunst. Kein Wunder, dass sich dies nachteilig auf Motivation und Selbstachtung auswirkt. Die meisten zwischenmenschlichen Kontakte werden im Arbeitsbereich geknüpft. Viele Menschen identifizieren sich mit ihrer Arbeit. Sie haben jahrelang dafür gelernt und sich sehr angestrengt, um ihre jetzige Stellung zu erreichen. Nun müssen Sie auch noch dafür kämpfen, ihren Arbeitsplatz zu erhalten. Neider wollen ihren Platz einnehmen, es wird gemobbt und ständig sind Sie in Gefahr, entlassen zu werden.

Richtig Sitzen

Von Kind an sind wir zum vielen Sitzen gezwungen. Schon in der Schule werden wir in ein Sitzmuster eingepresst und selten erfolgt der dazu nötige Bewegungsausgleich. Deshalb ist es sehr wichtig, auf die richtige Haltung beim Sitzen zu achten.

Gesundes und kraftsparendes Sitzen sieht so aus:
Das Becken ist leicht nach vorne gekippt, der Brustkorb gehoben, die Schultern sind entspannt, die Halswirbelsäule gestreckt. Das Kinn leicht nach unten, hinten geführt und der Hinterkopf etwas nach oben gezogen (Abb. 6).

Da jedoch jede Zwangshaltung nach einer gewissen Zeit belastet, ist es wichtig, die Sitzhaltung laufend zu ändern. Sie können Ihr Becken auf der Sitzfläche bewegen, eine Entlastungshaltung einnehmen, Ihre Sitzposition wechseln und einfache Bewegungsübungen mit strecken, dehnen, beugen und drücken machen. Kommen Sie immer wieder zur idealen Sitzhaltung zurück, aber bleiben Sie dynamisch. Je länger Sie zum Sitzen gezwungen sind, umso mehr sollten Sie in Bewegung bleiben. Achten Sie auf genügend Beinfreiheit und ändern Sie immer wieder ihre Fußposition. Lassen Sie Ihrer Fantasie freien Lauf, man kann sich auf einem Stuhl richtig lockern.

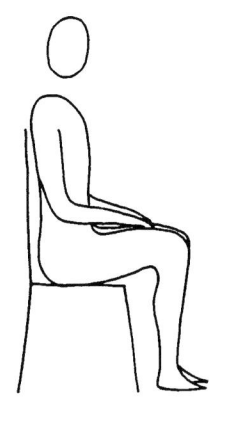

Abb. 6

Übungen

Schaukeln Sie von der linken zur rechten Pobacke.

Schaukeln Sie vor und zurück.

Kreisen Sie auf den Pobacken erst zur einen, dann zur anderen Seite.

Lassen Sie das Kreuz durchhängen und setzen Sie sich dann gerade auf. Dieses Beckenkippen sollten Sie immer wieder machen, um Ihre Elastizität zu erhalten.

Stützen Sie sich mit den Händen auf die Stuhllehne und drücken Sie sich mit den Armen hoch. Ihr ganzes Gewicht lastet auf den Armen. Sie dehnen und strecken dabei den ganzen Rücken.

Stehen Sie so oft wie möglich auf. Mit jeder Bewegung helfen Sie den Bandscheiben, wieder aufzuquellen. Wenn Sie die Möglichkeit haben, legen Sie sich mittags etwas hin, und Ihr Rücken hat Zeit, sich zu erholen.

Richtig Stehen

Das Besondere am Menschen ist das aufrechte Stehen. Es macht uns frei, birgt aber auch durch die Belastung der Wirbelsäule Probleme in sich. Muskeln, Sehnen und Bänder machen es uns möglich, aufrecht zu stehen. Wenn wir stehen, sind wir immer dabei, unser Gleichgewicht zu halten, es zu stabilisieren. Wenn wir harmonisch aufrecht stehen, richtet sich die Wirbelsäule in ihrer Doppel-S-Form auf. Wir können die aufrechte Haltung durch Muskelkraft fixieren, indem wir aktiv aufrecht stehen. Wir können uns aber auch passiv in die Bänder fallen lassen, wenn wir krumm werden.

Übungen

Stehen Sie aufrecht, die Füße parallel und schulterbreit auseinandergestellt, leicht in den Knien, Schultern entspannt, Kinn leicht nach unten, hinten gezogen und Hinterkopf hoch. Bauch und Po leicht gespannt.

Und jetzt lassen Sie los, entspannen Sie, und werden Sie krumm.

Wenn Sie dies im Wechsel üben, trainieren Sie die Beweglichkeit Ihrer Wirbelsäule durch Beckenkippen.

Die lockere Haltung wird meistens als bequemer empfunden. Aber die Bänder sind dieser Belastung über längere Zeit nicht gewachsen. Die Muskulatur wird auf Dauer überstreckt. Bandscheiben und Wirbelgelenke verschleißen schneller. Deshalb ist es sehr wichtig, die meiste Zeit aufrecht und aktiv zu stehen. Eine richtige Haltung ist die beste Möglichkeit Rückenbeschwerden vorzubeugen.

Langes Stehen ist auf Dauer ermüdend und beschwerlich. Durch einen Wechsel von aktivem zu passivem Stehen, Heben der Füße auf die Zehenspitzen und dem Gehen einiger Schritte kann die Wirbelsäule entlasten werden.

Pendeln Sie mehrmals vor und zurück, nach rechts und nach links und kreisen Sie auf den Fußsohlen, erst zur einen, dann zur anderen Seite.

Mit dieser Übung bekommen Sie ein Gefühl für die Mitte, in der Sie am besten stehen.

Richtig Gehen und Laufen

Immer mehr Menschen entscheiden sich in ihrer Freizeit zum »Walken« oder »Joggen«. Es sind Sportformen, die man in jedem Alter durchführen kann, allein oder in einer Gruppe. Man braucht keine spezielle Ausbildung oder Begabung. Außer guten Schuhen ist keine besondere Ausrüstung nötig, man muss keinem Klub beitreten.

Gehen und Laufen verbessern die körperliche Ausdauer. Es sind aerobe Trainingsformen, welche die Fähigkeit des Herzens stärken, um sauerstoffreiches Blut zu den Muskeln zu transportieren. Wie jeder Muskel wird auch das Herz durch Training stärker und leistungsfähiger. Der Cholesterinspiegel und der Triglyceridspiegel werden gesenkt, der Blutdruck normalisiert sich, der Osteoporose und dem Diabetes werden vorgebeugt. Besonders die Beinmuskulatur wird beim Gehen und Laufen beansprucht und gestärkt. Es ist leichter, mit regelmäßigem, körperlichem Training das Gewicht zu halten, man fühlt sich selbstbewusster und besser gelaunt. Natürlich sind Radfahren, Gymnastik, Schwimmen, Rudern, Skilanglauf, Schlittschuh- und Rollschuhlaufen ebenfalls aerob und kreislaufstärkend. Doch sie sind meist zeitaufwendiger und brauchen eine besondere Ausrüstung. »Walken« oder »Joggen« kann man jederzeit. Sie sind leicht in den Tagesablauf einzufügen. Man hält am längsten an einem Sportprogramm fest, das einfach ist, wenig Aufwand bringt, und nichts kostet. Ob Sie sich zum Gehen oder Laufen entscheiden, hängt von Ihrem Alter und Ihrer Konstitution ab. In fortgeschrittenem Alter ist es sinnvoller, mit flottem Schritt zu gehen. Wenn Sie übergewichtig sind, ist Gehen besser, weil Sie sonst Ihre Gelenke zu stark belasten. Es ist besser, den Weg zur Arbeit zu gehen, denn wenn Sie laufen würden und stark schwitzen, müssten Sie sich umziehen.

Sie können auch im Wechsel gehen und laufen. Fühlen Sie Ihren Körper, aber überfordern Sie ihn nicht. Gehen und Laufen tragen zur Verlängerung der Lebensdauer bei.

Um Verletzungen vorzubeugen, sollten Sie folgendes beachten:
- Fragen Sie Ihren Arzt, ob Sie ein Geh- oder Lauftraining beginnen können.
- Tragen Sie geeignete Schuhe. Wärmen Sie sich auf, bevor Sie loslegen. Dehnen Sie Ihre Muskulatur nach dem Aufwärmen und nach dem Laufen.
- Steigern Sie langsam Ihre Ausdauer.
- Üben Sie regelmäßig.

Um zu »Walken«, brauchen Sie nur schneller zu gehen als gewöhnlich. Je schneller Sie gehen, desto höher ist Ihr Kalorienverbrauch. Fühlen Sie, wie viel Training Sie Ihrem Körper zumuten können, übertreiben Sie nicht.

Beim »Joggen« ist das Wichtigste, dass es Ihnen Spaß macht. Die Strecke, die Sie zurücklegen, ist unwichtig. Wenn Sie mit dem Laufen beginnen, sollten Sie anfangs zwei- bis dreimal in der Woche zehn bis fünfzehn Minuten trainieren. Steigern Sie langsam auf viermal wöchentlich. Wenn Sie dieses Lauftraining einen Monat durchgehalten haben, können Sie bis sechsmal wöchentlich trainieren, und auf dreißig Minuten steigern.

Richtig Atmen

Im Altertum, bei Ägyptern, Griechen und in den östlichen Kulturen, wurde der Atem als eine Verbindung zum Göttlichen gesehen. Er bedeutet unmittelbar Leben und stellt die Verbindung von der Innenwelt zur Außenwelt dar. Atem ist ein Energieträger, dessen Kraft in alle Bereiche menschlichen Lebens einfließt, in die Religion, in die Philosophie, in die Psychologie, in die Medizin, in die Kunst und in die Bewegung.

Wir atmen meist unbewusst, unser Atem stört uns im allgemeinen nicht und wir können uns den anderen Dingen im Leben zuwenden. Er ist wie ein Freund, der uns immer begleitet. Das ist gut so, und viele Atemexperten überlassen den Atem ganz bewusst sich selbst und beeinflussen ihn nur durch Bewegung und Entspannung.

Seelische Regungen und geistige Bewegungen beeinflussen unseren Atem. Die Außentemperatur, die Landschaft und der Umgang mit Menschen machen sich beim Atmen bemerkbar. Unsere Haltung wirkt sich auf die Atmung aus. Bei zusammengesunkenem Sitzen und Stehen kann sich das Atmen verständlicherweise nicht entfalten. Durch Fehlhaltung wird der natürliche Atemvorgang behindert und langfristig die Gesundheit beeinträchtigt. Deshalb achten Sie auf Ihre Haltung, lassen Sie Ihren Atem in Freiheit fließen, geben Sie ihm die Möglichkeit, ihren Körper zu durchdringen.

Atemübung zum bewussten Atmen
Atmen Sie durch die Nase normal ein. Zunge an den Gaumen legen.
Atem anhalten und langsam bis fünf zählen: 1 2 3 4 5
Mit geöffnetem Mund ausatmen, Zunge lockern.
Atem anhalten und langsam bis fünf zählen: 1 2 3 4 5

Wiederholen Sie dies fünfmal hintereinander. Sie können diese Übung immer wieder in ihren Tagesablauf einfügen. Sie entspannt.

Hals-Nacken-Schultergymnastik
Die ganze Last des Lebens liegt auf unseren Schultern. Stress und Stimmungsschwankungen schlagen sich auf unseren Schultergürtel nieder. Wir werden erdrückt von unseren Problemen und versuchen durchzuhalten, indem wir den Nacken und die Schultern versteifen und verspannen. Spannungskopfschmerzen und Erschöpfung sind die Folge.

Die Halswirbelsäule ist sehr beweglich und anfällig. Wenn Sie Probleme mit der Halswirbelsäule und dem Schultergürtel haben, ist es zweckmäßig, mehrmals am Tag zwei bis drei Übungen zu machen. Sie werden leistungsfähiger, können sich besser konzentrieren und fühlen sich besser.

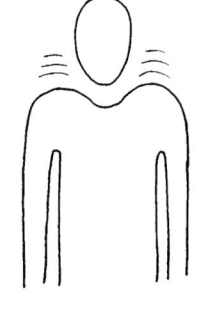

Abb. 7

Denken Sie immer wieder während des Tages an Ihre Schultern, lockern Sie den Schultergürtel mit einer kleinen Schüttelbewegung und lassen Sie die Schultern ganz bewusst nach unten fallen.

Kreisen Sie mit den Schultern, erst in die eine, dann in die andere Richtung (s. Abb. 7).

Ziehen Sie erst die eine Schulter zum Ohr hoch und dann die andere Schulter (s. Abb. 8).

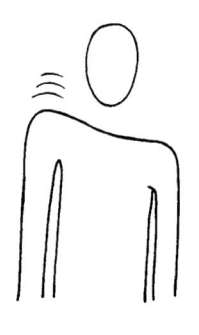

Abb. 8

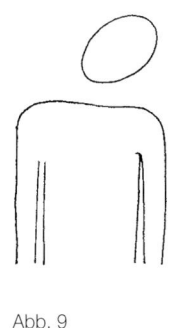

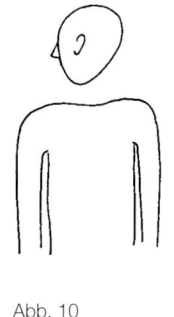

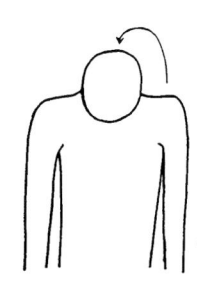

Abb. 9   Abb. 10   Abb. 11

Neigen Sie den Kopf zu einer Seite, Richtung Schulter. Schulter entspannt nach unten. Üben Sie dann die andere Seite (s. Abb. 9).

Drehen Sie den Kopf zur einen Seite und schauen Sie über die Schulter, und dann zur anderen Seite (s. Abb. 10).

Beugen Sie den Kopf zum Brustbein, soweit es geht. Beim Hochkommen den Kopf nicht nach hinten beugen (s. Abb. 11).

Kreisen Sie mit langen Armen, so als würden Sie kraulen, zunächst nach hinten und dann nach vorne (s. Abb. 12).

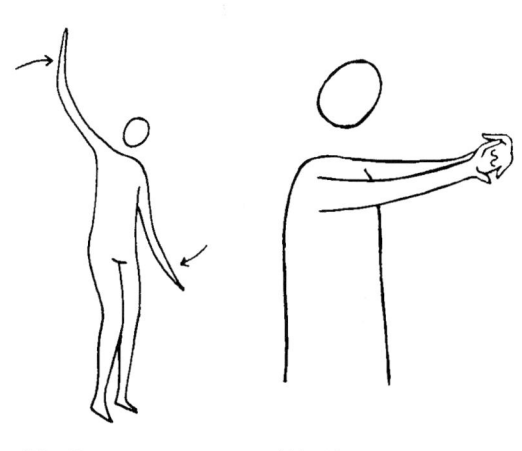

Abb. 12   Abb. 13

31

Verschränken Sie die Hände vor der Brust und strecken Sie die Arme geradeaus. Drehen Sie dabei die Handflächen nach außen (s. Abb. 13).

Verschränken Sie die Hände vor der Brust und strecken Sie die Arme nach oben zum Himmel. Drehen Sie dabei die Handflächen nach oben (s. Abb. 14).

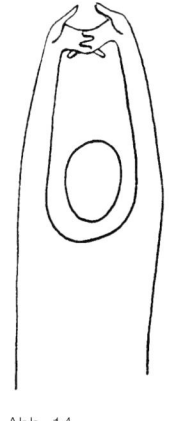

Abb. 14

Mit den Gesichtsmuskeln üben

Etwa vom 25. Lebensjahr an beginnt sich unsere Muskulatur abzubauen. Bis zum 80. Lebensjahr um 50 %. Dieser Muskelschwund ist natürlich und auch durch Training der Muskulatur nicht aufzuhalten. Aber wir können den einzelnen Muskel dicker und kräftiger werden lassen, indem wir ihn regelmäßig fordern und trainieren. Dies gilt nicht nur für die Körpermuskulatur, sondern auch für die Gesichtsmuskeln. Teure Cremes können nur bedingt gegen Falten helfen. Es ist sicher wichtig, der Haut Feuchtigkeit und Fett zuzuführen, um die Haut geschmeidig zu halten, aber genau so wichtig ist die Gesichtsgymnastik.

Hier eine ganz einfache Übung:
Einatmen
Beim Ausatmen sprechen Sie die Vokale SUUUUOOOOAAAAEEE-EIIIIII so deutlich wie möglich aus, und öffnen auch Ihren Mund so weit wie möglich.

Mit einem Ausatemzug sollten Sie mit allen Vokalen fertig sein.

Sie können laut und leise üben. Wenn Sie laut üben, haben Sie gleichzeitig eine gute Stimmübung. Denken Sie immer wieder im Laufe des Tages an das »Innere Lächeln« aus dem Qi Gong. Es entspannt Ihre Gesichtsmuskeln und gibt Ihrem Gesicht einen freundlichen und jungen Ausdruck. Wenn Sie jetzt noch wenig in die Sonne gehen, haben Sie das Beste getan, um Ihre Gesichtszüge lange jung zu erhalten.

Frei im Kopf

Unser Körper verlangt nach täglicher Bewegung und unser Verstand verlangt nach Informationen, um beweglich zu bleiben. Schon mit meinen wenigen Ratschlägen, die Sie in Ihren Tagesablauf ohne Zeitaufwand einfügen können, trainieren Sie Ihr Gehirn:
- Lernen Sie wichtige Telefonnummern auswendig, Sie sparen viel Zeit.
- Merken Sie sich die Preisschilder am Regal und kontrollieren Sie die Preise beim Einkaufen, Sie sparen Geld.
- Putzen Sie Ihre Zähne mit der linken Hand.
- Arbeiten Sie mit der Maus am Computer mit der linken Hand, Sie integrieren beide Gehirnhälften und können schneller denken.
- Bügeln Sie zwischendurch mit der linken Hand.
- Bewegen Sie Ihre Finger als würden Sie Klavier spielen oder am Computer arbeiten. Die Durchblutung Ihres Gehirns erhöht sich durch diese Bewegung um 80 Prozent.

Augenübungen

Für einen geschärften Blick werden die Augenmuskeln trainiert. Sitzen Sie im Schneidersitz oder auf einem Stuhl. Machen Sie jede Übung fünfmal. Bewegen Sie bei den Übungen nur die Augen, nicht den Kopf! Schauen Sie
- Nach oben und nach unten.
- Weit nach rechts und links.
- Nach rechts oben und links unten, dann nach links oben und rechts unten.
- Lassen Sie die Augen im Uhrzeigersinn entspannt kreisen. Auch in die andere Richtung.
- Fixieren Sie jetzt einen Punkt in der Nähe und danach eine Punkt in der Ferne.
- Zum Abschluss die Handflächen kräftig aneinander reiben, bis sie warm sind. Die Hände sanft über die geschlossenen Augen legen.

Akupressur

Ist mit der Akupunktur vergleichbar. Durch das Setzen von Nadeln wird aber eine schnellere Wirkung erreicht, als durch Drücken und Massieren mit Zeigefinger und Daumen. Entwickelt hat sich die Akupressur aus der chinesischen Heilmassage. Grundlage ist die Erkenntnis, dass der Körper von Energieströmen durchzogen wird. Das harmonische Zirkulieren der Energie ist Voraussetzung für Gesundheit und langes Leben. Energiestau oder Energieverlust machen krank. Mit Akupressur lassen sich die Blockaden im Körper beseitigen, indem die Punkte stimuliert werden, die die Energieströme beeinträchtigen.

Drücken oder massieren Sie die Akupressur-Punkte ein bis fünf Minuten lang mit den Fingerkuppen. Legen Sie Daumen- oder Zeigefingerkuppe auf den zu behandelnden Punkt. Üben Sie einen leichten Druck aus, während Sie den Finger auf der Stelle kreisen lassen. Sie können auch in Form einer 8 kreisen. Behandeln Sie die Punkte immer auf der linken und auf der rechten Körperseite, wenn möglich gleichzeitig. Der Fingerdruck soll deutlich spürbar sein, an einigen Punkten kann es sogar weh tun. Die Wirkung tritt schnell ein und hält vor. Sie können die Behandlung mehrmals am Tag durchführen. Akupressur hilft nicht bei schweren organischen Erkrankungen und Krebs, ist aber ein sicher wirksames Mittel gegen Schmerz, Schlafstörungen und Verspannungen.

Bei akuten Schmerzen
»Nasen Mund Punkt« – Zwischen Nase und Mund, in der Vertiefung, mit dem Zeigefingernagel kräftig drücken. Im zehn Sekunden Rhythmus. Kleine Pausen einlegen und kreisend reiben. Hilft auch bei Zahnschmerzen (s. Abb. 15).

Bei Nervosität und Schmerzen
»Daumen Zeigefinger Punkt« – In der Verlängerung von Daumen und Zeigefinger trifft sich der Punkt, der beruhigt. Bei jeder Art von Schmerzen, mit leichter rhythmischer Akupressur, bis fünf Minuten lang drücken (s. Abb. 16).

Bei Kopfschmerzen
»Augenhöhlen Punkte« – vor dem inneren Ende der Augenbrauen als kleine Knochendelle tastbar. Beidseitig mit der Daumenkuppe drücken. Augen schließen (s. Abb. 17).

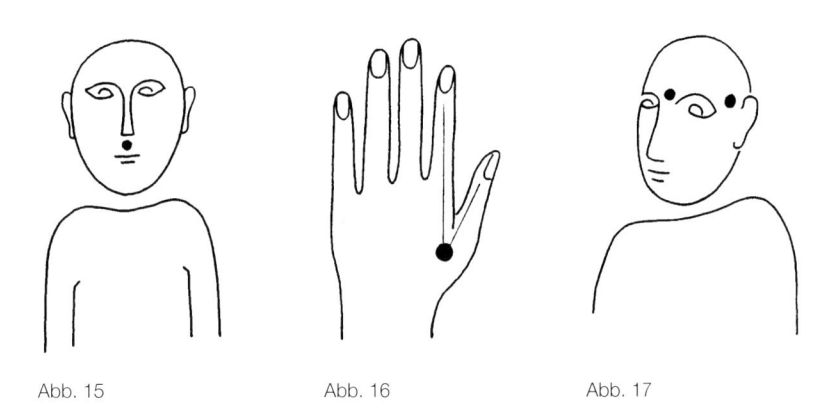

Abb. 15 Abb. 16 Abb. 17

»Schläfen Punkte« – Der schmerzhafteste Punkt des Muskels in der Schläfengrube. Beidseitig mit der Zeigefingerkuppe behandeln, Augen schließen (s. Abb. 17).

»Nacken Punkte« – in den Kuhlen der Nackenmuskulatur, cirka drei bis vier Zentimeter links und rechts der Halswirbelsäule. Kräftige, rhythmische Akupressur. Mit beiden Daumen gleichzeitige drücken (s. Abb. 18).

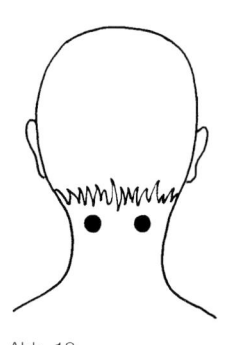

Abb. 18

Gegen Asthma und Husten

»Luftnot Punkt« – Drücken Sie mit der Zeigefingerkuppe leicht über dem Brustbein, zwischen den Schlüsselbeinen, bis zu einer Minute. Sie können dies mehrmals am Tag wiederholen. Wenn Sie mit dem Rauchen aufhören wollen, hilft Ihnen diese Übung ebenfalls (s. Abb. 19).

Gegen Schnupfen

»Nasen Punkte« – beidseitig der Nasenflügel, unten, mit den Zeigefingerkuppen leicht kreisend, eine Minute drücken. Hilft auch vorbeugend (s. Abb. 20).

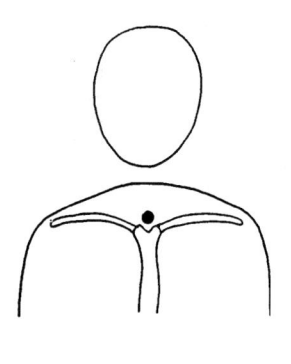

Abb. 19

Gegen Schwindel

»Harmonisierungs Punkt« – Zwischen den Augenbrauen auf der Stirn, kräftig und kurzzeitig mit dem Zeigefinger drücken (s. Abb. 21).

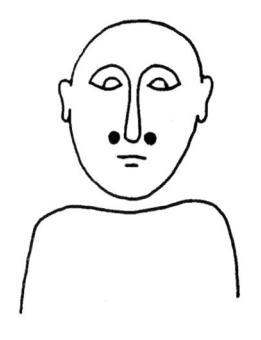

Abb. 20

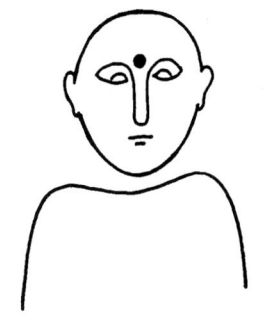

Abb. 21

Besser und schneller denken mit Kinesiologie

Kinesiologie ist die Lehre von der Bewegung und hilft Ihnen, Ihr Allgemeinbefinden wesentlich zu verbessern. Neues medizinisches Wissen und Jahrtausende alte Erfahrungen sind zu einer ganzheitlichen Heil- und Behandlungsmethode zusammengefasst. Auch hier geht es um einen freien Fluss von Lebensenergien, um das Lösen von Verspannungen und Blockaden, um die Anregung der Selbstheilungskräfte, und um ein Stabilisieren oder Wiederherstellen der Gesundheit.

Die Gehirnknöpfe massieren

Wenn Sie erschöpft und überfordert sind, wenden Sie diese Übung an. Unterhalb des Schlüsselbeins rechts oder links des Brustbeins massieren wir mit Zeige- und Mittelfinger in kreisenden Bewegungen. Mit den zwei Fingern der anderen Hand reiben wir den Bauchnabel. Ein bis zwei Minuten, dann wechseln. Zur Unterstützung kann man die Augen kreisen lassen oder nach oben und unten und nach rechts und links schauen (s. Abb. 22).

Abb. 22

Die positiven Punkte

Wenn wir sie sanft drücken, beruhigen und zentrieren wir uns. Besonders wichtig vor schwierigen Besprechungen, Prüfungen und Arbeiten. Die positiven Punkte sind die Stirnbeinhöcker, die zwischen Haaransatz und Augenbrauen, über den Augen liegen. Legen Sie Zeige- und Mittelfinger der rechten Hand auf den rechten Stirnbeinhöcker und Zeige- und Mittelfinger der linken Hand auf den linken Stirnbeinhöcker. Berühren Sie diese Punkte ein bis drei Minuten mit sanftem Druck. Immer, wenn Sie sich gestresst fühlen, drücken Sie diese Punkte, Sie bauen Spannungen ab, kommen zur Ruhe und reagieren überlegter (s. Abb. 23).

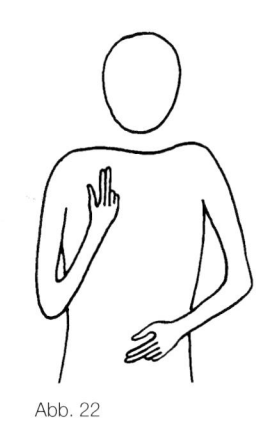

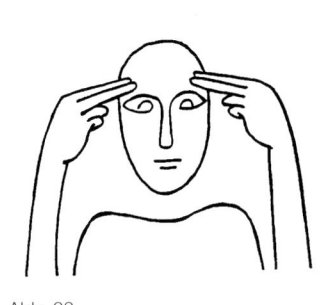

Abb. 23

Die Überkreuzbewegung

Mit dieser Übung können Sie das Gleichgewicht im Bewegungsapparat wiederherstellen und erhalten. Es werden beide Gehirnhälften integriert, beide Körperhälften verbinden sich, Augen- und Ohrenenergie werden ausbalanciert. Es wird eine Optimierung der Aufmerksamkeit und der Konzentration erreicht (s. Abb. 24).

Rechter Ellbogen kommt zum linken Knie, und linker Ellbogen zum rechten Knie. Die Augen sehen nach links oben, der Kopf ist gerade. Mindestens zehn mal üben.

Jetzt bewegen wir uns einseitig. Rechter Ellbogen kommt zum rechten Knie, linker Ellbogen kommt zum linken Knie. Die Augen sehen nach rechts unten.

Führen Sie die zwei Bewegungen im Wechsel durch, also zweimal die Überkreuzbewegung und zweimal die einseitige Bewegung.

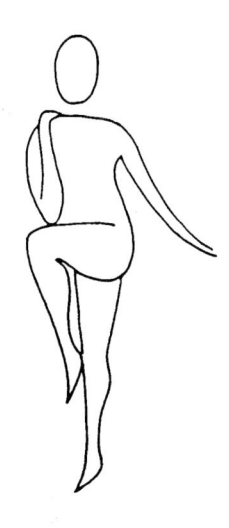

Abb. 24

Die Eule

Diese Übung führt zum Lösen von Verspannungen des Schultergürtels, aktiviert die Atmung und steigert die Denk- und Merkfähigkeit.

Umfassen Sie mit der rechten Hand den oberen Rand des Trapezmuskels auf der linken Schulterseite und drücken Sie ihn sanft. Jetzt einatmen. Beim Ausatmen den Kopf nach links drehen und wie eine Eule über die Schulter sehen. Beim Einatmen den Kopf wieder nach vorn zur Mitte drehen. Beim Ausatmen den Kopf zur Brust senken. Beim Einatmen wieder hochkommen zur Mitte. Beim Ausatmen den Kopf zur rechten Seite drehen. Einatmen zur Mitte. Ausatmen zur Brust, den Kopf dabei senken und so weiter. Nach vier bis acht Übungen wechseln Sie die Hand und legen sie auf die andere Schulter (s. Abb. 25).

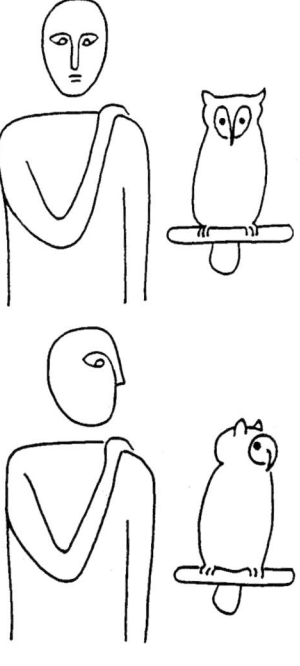

Abb. 25

Mittagessen zum Wachbleiben

Essen ist nötig, um leistungsfähig zu sein, auch mittags. Sie können Ihre Mahlzeit so gestalten, dass Sie wach und tüchtig bleiben. Trinken Sie zunächst ein großes Glas Wasser oder ein Glas Tomatensaft. Ein Salat als Vorspeise wäre jetzt das Gesündeste. Danach Gemüse mit Fleisch oder Fisch oder Geflügel oder Tofu. Keine Kartoffeln, Reis oder Nudeln dazu, denn Kohlenhydrate machen müde. Eine Eiweiß-Mahlzeit zum munter bleiben ist gleichzeitig auch Trennkost. Der Trennkost sagt man nach, dass sie schlanker macht.

Trennkost einfach

Viele Menschen stellen weltweit ihre Mahlzeiten nach den Regeln der Trennkost zusammen, um ihr Gewicht zu halten. Bei der Trennkost bleibt der Insulinspiegel im Gegensatz zur Mischkost deutlich reduziert. Insulin senkt jedoch nicht nur den Blutzucker, sondern ist auch die Schlüsselsubstanz für die Fettgewebsneubildung. Besonders durch Eiweiß-Mahlzeiten bekommt man einen niedrigen Insulinspiegel. So wird die Fettgewebsneubildung reduziert und das Sättigungsgefühl verlängert.

Einfache Regeln für die Trennkost:

Verzichten Sie auf Süßigkeiten und Haushaltszucker, sie bewirken eine starke Blutzuckererhöhung mit entsprechend hohem Insulinspiegel. Durch die starke Insulinausschüttung kommt es nach kurzer Zeit zu einer Unterzuckerung, die Heißhunger mit unkontrolliertem Essen zur Folge haben kann.

Essen Sie Vollkornbrot an Stelle von Weißbrot oder Graubrot. Das führt zu einem geringeren Blutzuckeranstieg und zu einer geringeren Erhöhung des Insulinspiegels, so dass die Fettgewebsneubildung reduziert und das Sättigungsgefühl verlängert wird.

Trinken Sie immer kalorienfrei, nicht zu kalt und nicht zu heiß.

Die Kohlenhydratmahlzeiten im Sinn der Trennkost sind vegetarische Gerichte, bei denen Kartoffeln, Reis oder Nudeln mit Gemüse und Salaten kombiniert werden. Versuchen Sie diese Gerichte so fettarm wie möglich zu kochen.

Wenn Sie Appetit auf ein Stück Fleisch oder Fisch haben, kombinieren Sie es mit viel Gemüse und essen Sie vorher Rohkostsalat. Essen Sie zu dieser Mahlzeit keine Kartoffeln, Nudeln oder Reis.
Zwischen einer Eiweiß- und Kohlenhydratmahlzeit sollen drei Stunden liegen.

Obst isst man am sinnvollsten als Zwischenmahlzeit. Bananen, Trockenfrüchte und sehr süßes Obst wird den Kohlenhydraten zugeordnet, während Äpfel, Zitrusfrüchte, Beeren usw. den Eiweißmahlzeiten zugerechnet werden.

Wenn Sie auf Ihr Gläschen nicht verzichten wollen, trinken Sie Bier und süße Weine zu den Kohlenhydratmahlzeiten, trockenen Wein und trockenen Sekt zu den Eiweißmahlzeiten.

Am Nachmittag frisch und munter

Die Tasse Kaffee des Kneippianers

Regt an, ohne aufzuregen. Nur bei warmen Händen anwenden. In ein Waschbecken kaltes Wasser einlaufen lassen. Die Unterarme so weit wie möglich eintauchen. Herausnehmen, sobald die Kälte unangenehm wird, höchstens aber bis dreißig Sekunden, das Wasser nur abstreifen, und die Arme in der Luft schwingen. Nicht abtrocknen. Erfrischt sofort, stärkt die Abwehrkräfte und macht fröhlich. Wenn Sie unterwegs sind, halten Sie aus hygienischen Gründen die Unterarme einfach unter das fließende, kalte Wasser am Waschbecken. Besonders angenehm bei starker Hitze oder in den frühen Nachmittagsstunden. Jetzt können Sie natürlich immer noch Ihren Kaffee trinken (s. Abb. 26).

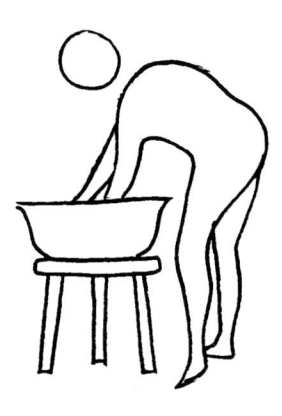

Abb. 26

Frische Luft

Gehen ist überhaupt das Beste. Das kostet nichts, jeder kann es machen – und überall. Wandern, Radfahren oder Laufen in frischer Luft, welche Wohltat für die Seele, den Kreislauf und den Körper! Tun Sie es so oft wie möglich, genießen Sie das Grün der Wiesen und Wälder und das Blau des Himmels. Auch graue Regentage haben ihren Reiz mit springenden Regentropfen wie in »singing in the rain«. Alles ist eine Frage der Bekleidung – Sie können bei jedem Wetter an die frische Luft gehen. Was gibt es schöneres als im Winter durch den Schnee zu gehen? Atmen Sie tief durch, befreien Sie sich von der Last des Alltags. Mit einer kleinen Übung können Sie Ihren Kopf noch frischer machen und zu besserem Nachdenken bringen.

Beim Gehen die Knie leicht hoch ziehen, mit der rechten Hand auf den linken Oberschenkel klopfen und dann mit der linken Hand auf den rechten Oberschenkel klopfen. Dazu eine Melodie summen oder noch besser ein Lied laut singen. Vielleicht »Das Wandern ist des Müllers Lust«?

Gesunde Zwischenmahlzeiten

Denken Sie daran, dass Sie nur leistungsfähig sind, wenn Ihr Blutzucker-Spiegel auf einem konstanten Niveau bleibt. Also legen Sie nach ungefähr drei Stunden eine Zwischenmahlzeit ein. Obst ist immer angesagt. Ich finde die Banane so praktisch, schon eingepackt und so gesund, hilft gegen Wadenkrämpfe und macht glücklich. Wer nicht mehr so richtig in einen Apfel beißen kann, eine Banane ist immer zu schaffen. Aber Abwechslung ist angesagt, und am gesündesten ist immer das Obst, das in der Jahreszeit wächst. Oder mögen Sie lieber Joghurt? Joghurt enthält Milchsäurebakterien, die das Darmmilieu regulieren. Ein gesunder Darm sorgt für eine schöne Haut und ein gesundes Immunsystem. So ist es: Bananen machen glücklich, Joghurt macht schön und Knoblauch macht einsam. Oder mögen Sie lieber Ihr Vollkornbrot mit dem üblichen Brotbelag. Dagegen ist nichts einzuwenden. Leben Sie jedoch nicht nur von belegten Broten. Denken Sie daran, dass Abwechslung entzückt. Je vielfältiger unsere Ernährung ist, umso sicherer bekommen wir alle wichtigen Nährstoffe, die wir brauchen.

Hilfen zur Gewichtsabnahme

Achtsam essen

Wenn Sie mit Achtsamkeit essen, sind Sie schneller satt. Betrachten Sie das Essen, riechen Sie es, wie fühlen Sie sich bei dem Gedanken das Essen gleich zu sich zu nehmen? Wenn Sie kauen, richten Sie Ihre Aufmerksamkeit auf den Geschmack, essen Sie langsam und erleben Sie die Erfahrung des Kauens und Schmeckens. Bleiben Sie achtsam in jedem Moment, auch beim Schlucken. Widmen Sie sich jedem Bissen, achten Sie darauf, wie sich Ihr Körper vor, bei und nach dem Essen fühlt. Hören Sie auf zu essen, wenn Sie satt sind. Beobachten Sie sich, bei welchen Anlässen Sie zum Essen greifen.

Im Schlaf abnehmen

Schlanker und schöner mit Eiweiß und Vitamin C. Als Spätmahlzeit, kurz vor dem Schlafengehen eine Portion Eiweiß wie Hähnchenbrust, Tofu, Fisch oder gebratenes Fleisch essen und dazu den Saft einer Zitrone trinken. Ihr Stoffwechsel soll in der Nacht angeregt werden und Sie nehmen sozusagen im Schlaf ab. Die Mischung von Eiweiß und Vitamin C soll, besonders in der Nacht, zu einem Neuaufbau von Collagen im Bindegewebe führen und damit verjüngend auf die Haut wirken.

Körperübung

Auf dem Boden im Schneidersitz sitzen, die Hände liegen auf den Knien. Den Oberkörper sanft kreisend drehen, erst in die eine, dann in die andere Richtung. Entspannt und locker sein. Zwanzigmal in jede Richtung (s. Abb. 27).

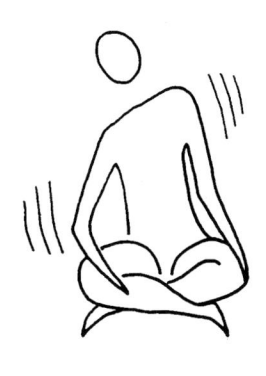

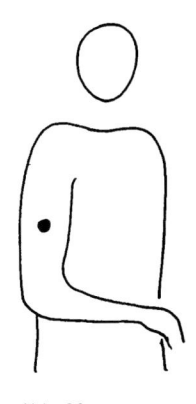

Abb. 27   Abb. 28

Handübung
Die Fingerspitzen berühren sich, Hände locker geöffnet. Erst umkreisen sich die Daumen, achtmal in die eine, dann achtmal in die andere Richtung. Alle anderen Finger bleiben ruhig. Dann umkreisen sich jeweils Zeigefinger, Mittelfinger, Ringfinger und kleiner Finger. Diese Übung hilft gegen zu großen Appetit und fördert die Konzentration.

Akupressur
Der Akupressurpunkt zur Appetitdämpfung liegt am Oberarm. In der Mitte des Oberarms, an der Außenseite, drücken Sie mit dem Zeigefinger an beiden Seiten. Drücken Sie dreißig Sekunden an beiden Armen. Es wirkt beruhigend auf den Stoffwechsel und das Appetitzentrum (s. Abb. 28).

Den ganzen Körper dehnen
Dehnübungen oder Stretching sind Körperübungen, mit denen die Muskeln gedehnt und die Gelenke beweglich gehalten werden. Man ist heute von den federnden, dynamischen Bewegungen abgekommen, die man in der Gymnastik machte. Stretching ist statisch, das heißt, die Dehnung wird einige Zeit beibehalten. Die Muskulatur wird dadurch schonender behandelt und geschmeidiger. Die Gelenke werden weniger gefordert und der Sehnenansatz wird geschont. Durch die ruhige, langsame Ausführung ist Stretching gleichzeitig eine Entspannungsmethode, die Geist und Seele beruhigt. Stretching stärkt die Muskulatur, die mit zunehmendem Alter abnimmt. Da sich Verspannungen und Versteifungen im Brustkorb lösen, verbessert es die Atemtechnik. Man beginnt den Körper wahrzunehmen und zu fühlen, der Kontakt zum Körper wird hergestellt. Sehr wirkungsvoll ist Stretching zu Beginn und

am Ende eines Trainingsprogramms. Die Muskeln werden geschmeidig und die Verletzungsgefahr wird geringer. Machen Sie keine Stretchingübungen, wenn Sie verletzt sind oder starke Muskel-, Gelenk-, oder Sehnenschmerzen haben.

Stretchen können Sie überall: Im Park, beim Walken oder im gut gelüfteten Wohnzimmer. Sie können jederzeit trainieren, jedoch nicht direkt nach dem Essen. Üben Sie wenigstens 1/4 Stunde, besser 1/2 bis 3/4 Stunde. Wenigstens zweimal in der Woche, am besten jeden Tag. Ziehen Sie sich bequem an und üben Sie in einem warmen Raum. Mit sanfter Musik können Sie den entspannenden Charakter von Stretching unterstützen. Um Ihren Rücken zu schonen, achten Sie darauf, dass Sie den Kopf immer gerade in Verlängerung des Rückens halten.

Atmen Sie während des Übens ruhig und gleichmäßig, halten Sie nicht den Atem an. Nehmen Sie eine bequeme Lage ein. Wenn man sich beim Stretching entspannt, ist die Wirkung größer. Achten Sie auf Ihre individuelle Grenze, niemals mit Gewalt und Willenskraft eine Übung erzwingen.

In die Übung hineingehen, dehnen Sie bis Sie eine leichte, sanfte Spannung fühlen. Fünf bis zehn Sekunden.

Danach tiefer in die Dehnung gehen, soweit es geht. Fünf bis zehn Sekunden. Fühlen Sie die Dehnung, atmen Sie gleichmäßig.

Hintere Schultermuskulatur
Führen Sie den Arm quer über die Brust zur anderen Schulter hin. Jetzt dehnen Sie zehn Sekunden lang den Oberarm mit der anderen Hand (s. Abb. 29).

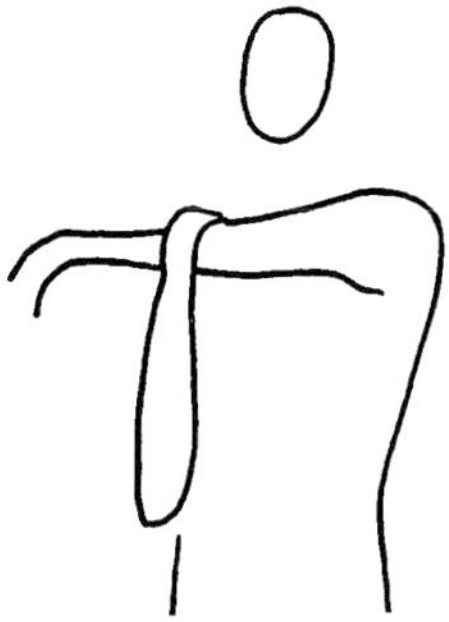

Abb. 29

Hintere Oberarmmuskulatur und Seitenmuskulatur des Rückens

Heben Sie den Ellbogen mit dem Unterarm nach hinten. Die Hand führt zwischen die Schulterblätter. Die andere Hand liegt am Ellbogen und dehnt den Arm sanft zum Rücken (s. Abb. 30).

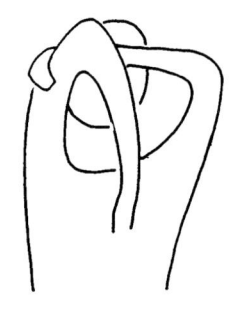

Abb. 30

Vordere Oberschenkelmuskulatur

Stehen Sie auf einem Bein und halten Sie sich am besten fest. Beugen Sie das andere Bein nach hinten, fassen Sie den Fuß mit der Hand und ziehen Sie ihn zum Gefäß. Zehn Sekunden dehnen (s. Abb. 31).

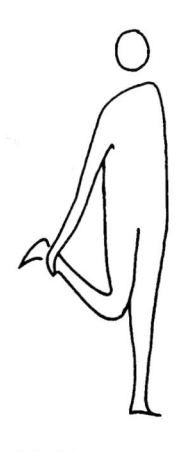

Hintere Oberschenkelmuskulatur und untere Rückenmuskulatur

Legen Sie sich auf den Rücken. Stellen Sie die Beine hoch. Fassen Sie mit gefalteten Händen um ein Knie. Ziehen Sie das Bein sanft zum Bauch und dehnen Sie. Sie können jetzt das Bein nach oben strecken und die Dehnung verstärken, indem Sie den Kopf nach oben, Richtung Knie, heben (s. Abb. 32).

Abb. 31

Leistenmuskulatur

Setzen Sie sich im Schneidersitz auf den Boden. Drücken Sie die Knie mit den Ellbogen soweit wie möglich nach unten (s. Abb. 33).

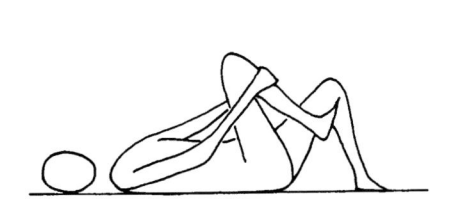

Abb. 32

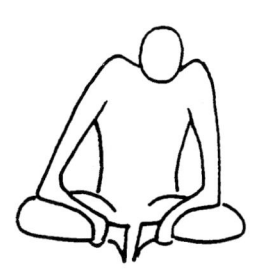

Abb. 33

Innere Oberschenkelmuskulatur

Stehen Sie aufrecht. Beugen Sie ein Bein, und strecken Sie das andere zur Seite. Halten Sie dabei den Rücken so gerade wie möglich. Dehnen Sie erst zur einen und dann zur anderen Seite (s. Abb. 34).

Finger-Yoga entspannt und bringt Energie

Finger-Mudras kommen aus dem Yoga. Sie können vor allem bei langem Sitzen in Bahn, Bus, Flugzeug oder bei Bettlägerigkeit angewandt werden. Mudras können Sie im Sitzen, im Liegen, im Stehen und im Gehen durchführen. Seien Sie so locker

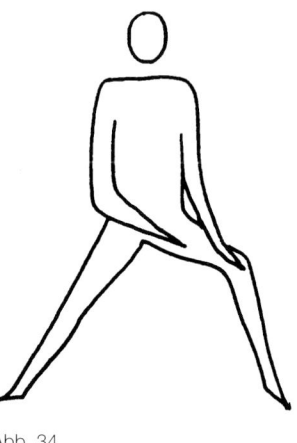

Abb. 34

und entspannt wie möglich. Ihre Haltung sollte symmetrisch und zentriert sein. Formen Sie Ihre Finger so, wie es auf den Abbildungen gezeigt ist. Entspannen Sie Ihre Hände und drücken Sie die Finger leicht. Die Beweglichkeit Ihrer Hände korrespondiert mit der Beweglichkeit Ihres Körpers. Machen Sie die Mudras so gut es geht, Sie werden mit der Zeit immer beweglicher und sich jünger fühlen. Sie können Mudras zu jeder Zeit praktizieren, aber machen Sie nicht mehr als drei Übungen während einer Übungseinheit. Halten Sie die Mudras drei bis zehn Minuten. Nach Bedarf können Mudras mehrmals am Tag durchgeführt werden. Üben Sie mit beiden Händen gleichzeitig.

Energie-Mudra

Daumenspitze und Zeigefingerspitze berühren sich. Die anderen Finger sind gestreckt. Die Hände liegen entspannt auf dem Oberschenkel (s. Abb. 35).

Mit dieser Übung sammeln Sie Energie, Spannungen lassen nach, Konzentration und Gedächtnis werden gefördert, und Sie bekommen einen klaren Kopf. Hilft auch bei Verstimmungen, hohem Blutdruck und Schlafstörungen.

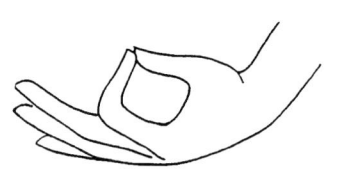

Abb. 35

Erinnerungs-Mudra

Alle Fingerspitzen entspannt aufeinanderlegen, die Zungenspitze an den Gaumen legen und die Augen nach oben richten (s. Abb. 36).

Schnell werden Sie sich an Vergessenes erinnern. Die Zusammenarbeit der linken und rechten Gehirnhälfte wird durch diese Haltung gefördert. Die Atmung vertieft sich, Sie werden gute Ideen bekommen und können sich besser auf Lernen und Arbeiten konzentrieren.

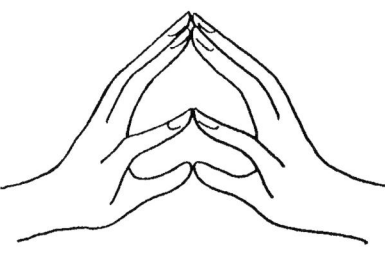

Abb. 36

Augen-Mudra

Von Daumen, Ringfinger und kleinem Finger die Spitzen aufeinanderlegen. Die anderen Finger strecken (s. Abb. 37).

Ihre Sehkraft wird verbessert und Augenkrankheiten heilen schneller. Sie bekommen wache Augen und einen klaren Kopf. Nervosität und Müdigkeit verschwinden und Ihre Vitalität wird gestärkt.

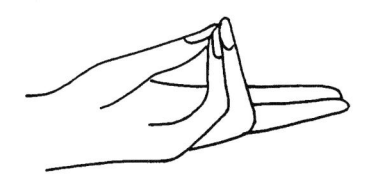

Abb. 37

Ohr-Mudra

Den Mittelfinger beugen, bis er den Daumenballen berührt. Mit dem Daumen den Mittelfinger leicht herunterdrücken. Die anderen Finger strecken (s. Abb. 38).

Ohr- und Hörproblemen können Sie mit dieser Übung vorbeugen. Haben Sie Probleme oder Schmerzen mit den Ohren oder mit dem Hören, so können Sie die mit dieser Mudra lindern. Besser hören bedeutet auch, aufmerksamer sein können.

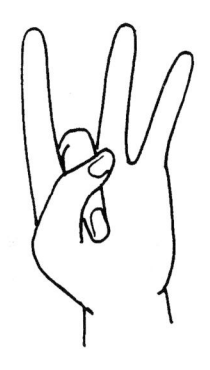

Abb. 38

Die Venenpumpe bei Krampfadern

Haben Sie eine Venenschwäche, ist diese Übung ein absolutes Muss und das mehrmals am Tag. Die Füße sind leicht geöffnet. Auf die Zehenspitzen hochgehen und wieder senken. Sie können auch abwechselnd rechts und links hochgehen und senken. Sie trainieren mit dieser Übung Ihre Muskelpumpe und beugen so Krampfadern vor. Langes Stehen und langes Sitzen sind schlecht für die Venen. Gut ist Liegen mit erhöhten Beinen, Gehen, Radfahren und Schwimmen. Gehen in 1-Meter tiefem, kühlem Wasser nutzt den hydrostatischen Druck zum venösen Rückfluss.

Isometrische Kraftübungen

Bei isometrischen Kraftübungen wird ein Muskel gegen einen Widerstand, zum Beispiel gegen die Hand, langsam und kräftig angespannt. Immer, wenn Sie lange sitzen und wenig Bewegungsfreiheit haben, können Sie isometrische Übungen einschalten. Es sind Kraftübungen, mit denen Sie Ihre Muskulatur trainieren und kräftigen. Üben Sie immer beidseitig. Die Muskelanspannung fünf bis zehn Sekunden halten. Den Atem weiterfließen lassen.

- Die Handflächen gegeneinander drücken, zwei Sekunden halten und locker lassen, zwei bis drei Sekunden entspannen. Die Hände locker ausschütteln.
- Eine Hand zur Faust ballen. Mit der anderen Hand auf den Unterarm drücken. Hand und Unterarm drücken gegeneinander.
- Eine Hand drückt auf den Oberschenkel. Der Oberschenkel drückt nach oben. Die Übung kann auch überkreuz gemacht werden.
- Die Handflächen falten und vor die Stirn legen. Stirn und Handflächen drücken gegeneinander. Bei der Entspannung die Halsmuskulatur lockern.
- Handflächen an den Hinterkopf legen und gegeneinander drücken.
- Eine Handfläche an die Seite des Kopfes legen und gegeneinander drücken.

Drücken Sie nie mit voller Kraft, sonst wird die Muskulatur zu stark angespannt. Nehmen Sie sich genug Zeit zur Entspannung. Vor allem im Flugzeug und vor dem Fernseher sind diese Übungen sinnvoll.

Saunazeit

Ein Saunabesuch einmal wöchentlich entspannt und erfrischt nicht nur den Körper, sondern streichelt auch die Seele. Es ist ein wunderbares Gefäßtraining durch den Wechsel von warm und kalt. Die Nieren werden entlastet.

Gehen Sie nicht hungrig, aber auch nicht mit vollem Magen in die Sauna. Trinken Sie eine Stunde vorher etwas. Zwischen den Saunagängen sollten Sie nichts trinken, da Sie sonst nur das Wasser ausschwitzen und das Wertvollste der Sauna, nämlich die Ausscheidung verschiedener Stoffwechselprodukte, verschenken. Mit drei Saunagängen haben Sie das Optimale erreicht. Mehr bringt nicht mehr.

Bleiben Sie nach Gefühl in der Sauna und nicht zu lange. Mehr als fünfzehn Minuten belasten den Kreislauf. Kein Sport zwischen den Saunagängen, am besten ein warmes Fußbad, und Sie werden sich besser entspannen und noch besser schwitzen. Die Pause sollte wenigstens so lange dauern, wie Sie in der Sauna waren. Da Sie in der Sauna weniger Sauerstoff haben, ist der erste Gang an die frische Luft ein Muss. Das Tauchbecken nur bei bestem Wohlbefinden und nicht bei Herz-Kreislauferkrankungen nutzen.

Nehmen Sie den Schlauch und spritzen Sie kaltes Wasser auf den Körper. Zuerst das rechte Bein, dann das Linke, dann den rechten Arm und linken Arm. Leichte Krampfadern sind kein Grund, nicht in die Sauna zu gehen. Sie sollten sich jedoch nie ganz oben aufhalten und liegen. Die letzten fünf Minuten zur Anregung des Kreislaufs auf der untersten Bank sitzen. Auf gar keinen Fall sollten Sie während der Saunagänge Alkohol trinken, da dieser die ohnehin erweiterten Gefäße noch weiter stellt. Dies belastet den Kreislauf so stark, dass es lebensgefährlich werden kann. Gegen ein kleines Bier am Schluss ist nichts einzuwenden.

Selbstmassagen

Die Ohren massieren

Die Ohrmuschel entspricht dem ganzen Körper mit seinen Organen, vergleichbar der Fußreflexzonenmassage. Massieren wir unser Ohr kräftig, so aktivieren wir alle wichtigen Organpunkte. Zunächst die Ohren kräftig reiben, bis sie warm sind. Dann Ohrläppchen zwischen Daumen und Zeigefinger kräftig durchkneten, den ganzen Rand des Ohres durchmassieren. Die Ohrmuschel von hinten nach vorne klappen. Hinter dem Ohr auf dem Schädelknochen reiben. Vor dem Ohr reiben und draufdrücken, so dass ein Unterdruck entsteht. Den Zeigefinger ins Ohr stecken, achtmal drehen, dann den Zeigefinger nach unten, nach vorne, nach oben und nach hinten drücken. Dabei sollte man keine langen Fingernägel haben! Zum Schluss nochmals kräftig die Ohren reiben. Hilft vorbeugend gegen Schwerhörigkeit und bei Tinnitus. Trägt dazu bei, schnell wieder munter und aufmerksam zu werden.

Den Halswirbel reiben
Bei zunehmender Steifheit im Nacken um den siebten Halswirbel (Prominent) herum massieren. Erst mit der rechten, dann mit der linken Hand. Den Ellbogen dabei soweit wie möglich nach hinten nehmen.

Den Kopf massieren
Mit den Fingerspitzen massieren Sie die ganze Kopfhaut, von vorn nach hinten, in kreisenden Bewegungen. Beide Hände zu einer Faust ballen. Von den Schläfen bis zum Halsansatz mit beiden Fäusten hart über den Kopf streichen. Mit den Handflächen den Nacken zum Schlüsselbein ausstreichen. Sie können dabei ein Haarwasser einmassieren. Hilft gegen Kopfschmerzen und Migräne. Fördert den Haarwuchs.

Die Füße massieren
Wenn Sie Ihre Zehen und den ganzen Fuß reiben, kneten und massieren, ist das wie eine Ganzkörperbehandlung. Die Reflexpunkte an den Füßen entsprechen den Organen und Drüsen im ganzen Körper. Sie können Blockaden im Körper mit einer Fußmassage lösen und fühlen sich harmonisch und entspannt. Die Reflexzonenlehre ist eine komplizierte Wissenschaft und hier soll nur erklärt werden, wie Sie sich einfach und schnell etwas Gutes tun können. Massieren Sie so kräftig wie Sie es mögen. Drücken Sie mit Daumen und/oder Zeigefinger so fest, dass es angenehm bleibt. Wenn Sie an einen Punkt kommen, der schmerzt, so massieren Sie diese Stelle intensiver. Tun Sie Ihrem Partner etwas Gutes und massieren Sie ihm die Füße. Sie können Ihrer Fantasie beim Drücken, Reiben und Kneten freien Lauf lassen, es soll aber immer angenehm und nie schmerzhaft sein.

Der richtige Duft zur richtigen Zeit
Düfte begleiten uns im ganzen Leben. In unserem Unterbewusstsein werden wir viel stärker von ihnen manipuliert als wir uns das vorstellen. Selbst die Wahl unseres Lebenspartners wird letztendlich über die Nase entschieden. Lernen wir jemanden kennen, so ist im ersten Moment der visuelle Eindruck ausschlaggebend. Er entscheidet über Sympathie oder Antipathie. Kommt man sich näher, gelangt man in den Wahrnehmungsbereich des Geruchsinns. Jetzt trifft dieser Sinn die Auswahl, ob wir den anderen riechen können oder nicht. Bei gegenseitigem Gefallen ist jetzt die Voraussetzung für eine Partnerschaft eher gegeben. Kann man sich jedoch nicht riechen, so trennen sich die Wege, und das völlig unbewusst. Die Gene, die für unser Immunsystem verantwortlich sind, bestimmen auch unseren Körperduft.

Unser Geruch und unser Abwehrsystem sind auf das engste miteinander verknüpft. Wir suchen uns instinktiv einen Partner mit einem dem unseren möglichst unähnlichen Immunsystem, um unseren Kindern die bestmöglichen Abwehrkräfte mitgeben zu können.

Wir treffen Entscheidungen, die bewusst von unserem Verstand und unbewusst von unserem Unterbewusstsein getroffen werden. So regelt der Appetit unser Essverhalten. Und gerade, weil Essen durch seinen Duft Erinnerungen und Gefühle in unserem Unterbewusstsein stimuliert, unsere Seele streichelt, ist es so schwierig, Essverhalten zu ändern. Riechen und Lust und Riechen und Lernen gehören ganz eng zusammen. Geruchsreize gelangen in das limbische System und dort wird auf die angekommenen Informationen sofort, ohne nachzudenken, reagiert. Gerade bei Entspannungstherapien können Aromen helfen, Bewusstsein und Unterbewusstsein voneinander abzukoppeln.

Die Grundstimmung wird positiver und man wird von dem störenden Bewusstsein abgelenkt. Sicher ist, dass ätherische Öle eine Allgemeinwirkung auf den Körper ausüben. Sie können einen anregenden oder beruhigenden Einfluss haben, je nach Wahl des Duftes. Mit dem Orangenöl-Duft werden Sie die besten Träume haben, während der frische Duft der Zitrone Sie munter macht und besser und frischer arbeiten lässt, also ein Duft für den Arbeits- und Lernbereich ist. Bei der Anwendung von ätherischen Ölen sollten Sie sich immer auf Ihre Nase verlassen und die Öle verwenden, die Ihrer momentanen Stimmung entsprechen. Gute Laune und Entspannung stellen sich dann von selbst ein. Oder nehmen Sie doch einfach Ihr Lieblingsparfum, das wird Sie bestimmt glücklich machen.

Bei der Wahl eines Parfums können Sie zunächst von der Werbung ausgehen, ob Ihnen das Parfum zusagt oder nicht. Denn die Fotos entsprechen in ihrer Aussage und ihrem Charakter sehr genau dem Duft des Parfums. Jetzt gehen Sie in eine Parfümerie und lassen sich diesen Duft auf beide Unterarme sprühen. Riechen Sie gleich, Sie bekommen jetzt die Kopfnote des Parfums und sie muss Ihnen gefallen. Riechen Sie wieder nach einer Stunde, jetzt riechen Sie die Herznote, die Sie immer noch mögen sollen, und nach zwei bis drei Stunden ist es die Basisnote, die Ihnen immer noch angenehm sein soll. Jetzt erst können Sie entscheiden, ob Sie das Parfum kaufen.

Den Abend ausklingen lassen

Abendessen, das beruhigt

Kohlenhydrate machen müde. Deshalb essen Sie am Abend hauptsächlich Brot, Kartoffel-, Reis-, oder Nudelgerichte. Aber nicht zuviel rohe Salate, da dies zu unliebsamen Blähungen führen kann. Essen Sie zu den Kohlenhydraten viel Gemüse, wenig fetten Käse, fette Wurst und fetten Fisch, sind Sie schon wieder bei der Trennkost. Gegen ein Glas Wein oder Bier ist nichts einzuwenden, aber gönnen Sie sich und Ihrer Leber ab und zu eine kleine Pause. Dann haben Sie die Gewissheit, dass Sie sich nicht an den Alkohol gewöhnt haben, und Ihre Leber hat Zeit, sich zu regenerieren.

Jetzt etwas für den Rücken tun

Die Auslöser von Rückenbeschwerden sind vielfältig. Bewegungsmangel, Stress, Fehlhaltung, Übergewicht und einseitige Belastung schaden dem Rücken. Im Laufe unseres Lebens haben wir alle einmal Probleme mit dem Rücken. Deshalb ist es wichtig, einige Grundregeln zu kennen, um einen gesunden Rücken zu erhalten, oder wieder zu bekommen.

- Trinken Sie so viel Wasser wie möglich. Mindestens zwei bis drei Liter.
- Bewegen Sie sich soviel wie möglich, seien Sie ein Zappelphilipp.
- Verhalten Sie sich im Alltag rückengerecht.
- Überfordern Sie sich nicht.
- Gesunde Sportarten für den Rücken sind Schwimmen, vor allem Rückenschwimmen, Gehen, Radfahren und Skilanglauf. Weniger geeignet sind Tennis, Golf und Kegeln.
- Stecken Sie Ihre Ziele niedriger und nehmen Sie sich Zeit.
- Tragen Sie Schuhe mit weichen und dickeren Sohlen. Die Wirbelsäule wird um 40 % entlastet.
- Beim Bücken in die Hocke gehen, den Rücken immer gerade halten.
- Wenn Sie Lasten tragen, verdrehen Sie sich nicht.
- Halten Sie die Lasten dicht am Körper.
- Verteilen Sie die Lasten auf beide Körperseiten.
- Schlafen Sie nicht auf dem Bauch, sondern auf dem Rücken, oder auf der Seite.

Suchen Sie Momente zur Entspannung, sei es beim Wandern, Lesen, Musikhören oder einfach nichts tun.

Trainieren Sie Ihre Rücken- und Bauchmuskeln möglichst jeden Tag. Sie können sich abends vor den Fernseher legen und während der

Nachrichten Ihre Übungen machen. Tägliches üben ist die beste Vorbeugung gegen Rückenschmerzen. Machen Sie jede Übung wenigstens acht mal.

Übungen für den Rücken

Gehen Sie am Platz, damit Sie warm werden. Dehnen Sie erst einen Arm nach oben, und dann den anderen, so als wollten Sie Äpfel pflücken. Ziehen Sie Ihre Wirbelsäule lang (s. Abb. 39).

Legen Sie sich auf den Rücken und stellen Sie beide Beine auf. Legen Sie beide Handflächen auf die Oberschenkel. Führen Sie die Handflächen nach oben Richtung Knie. Kopf und Schulter heben sich dabei. Beim Hochkommen einatmen, beim Runterkommen ausatmen. So trainieren Sie die geraden Bauchmuskeln (s. Abb. 40).

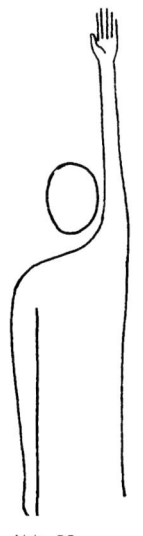

Abb. 39

Falten Sie die Hände hinter dem Kopf. Ein Ellbogen und das gegenüberliegende Knie kommen sich entgegen. Seitenwechsel.

Beim Hochkommen einatmen, beim Runterkommen ausatmen. So trainieren Sie die schrägen Bauchmuskeln (s. Abb. 41).

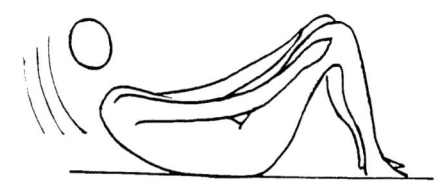

Abb. 40

Sie liegen auf dem Rücken, die Beine sind hochgestellt. Heben Sie das Becken nach oben. Kreisen Sie mit dem Becken fünfmal in die eine und dann in die andere Richtung. Das Becken senken und entspannen (s. Abb. 42).

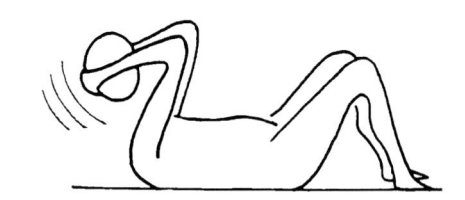

Abb. 41

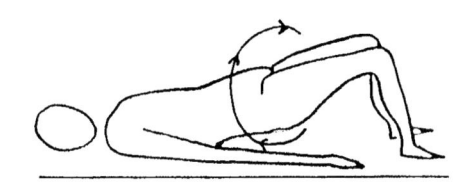

Abb. 42

Strecken Sie ein Bein nach dem anderen hoch in die Luft (s. Abb. 43).

Die Beine sind angewinkelt aufgestellt. Senken Sie langsam und sanft beide Knie zu einer Seite. Drehen Sie gleichzeitig Kopf und Arme zur anderen Seite.

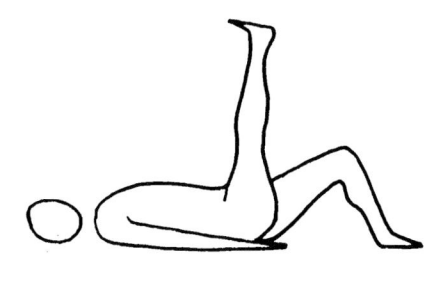

Abb. 43

Legen Sie sich auf den Bauch. Strecken Sie die Arme und Beine lang aus. Heben Sie einen Arm und das gegenüberliegende Bein nur wenig an und ziehen Sie Arm und Bein heraus. Einige Zeit entspannen und dann die andere Seite dehnen (s. Abb. 44).

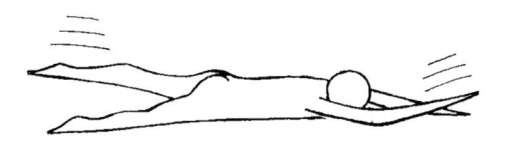

Abb. 44

Kraft mit Hanteln

Sanftes Krafttraining mit Hanteln kräftigt Arm-, Schulter- und Brustmuskulatur intensiver. Nehmen Sie ein Gewicht, das Ihnen leichtfällt und Sie nicht überfordert. Frauen ein bis zwei Kilogramm, Männer drei bis vier Kilogramm. Führen Sie die Übungen so langsam wie möglich durch. Die Kraftzunahme wird dadurch größer.

Wärmen Sie sich zunächst auf durch Gehen am Platz.

Die Hanteln in den Händen, leicht gegrätscht stehen. Die Arme hängen seitlich vom Körper. Heben Sie die Arme nach vorn, bis zur Brusthöhe und gehen Sie gleichzeitig in die Kniebeuge. Beim Senken der Arme strecken Sie die Beine, ohne dabei die Knie ganz durchzudrücken.

Die gleiche Übung wie oben, die Arme werden jetzt zur Seite bis in Schulterhöhe gehoben (s. Abb. 45).

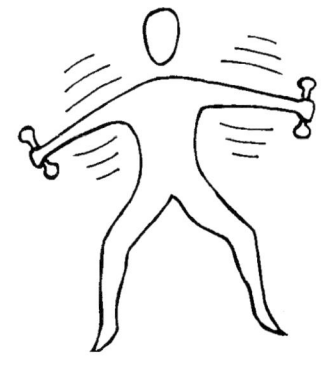

Abb. 45

Abb. 46   Abb. 47   Abb. 48

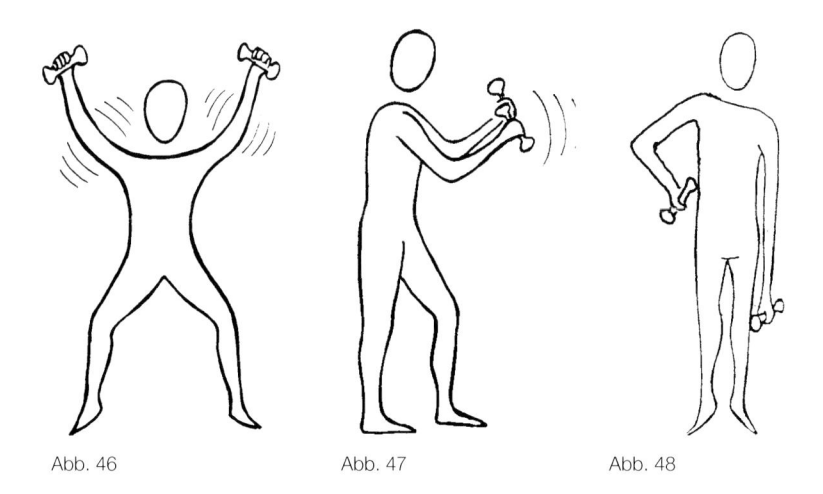

Leicht gegrätscht stehen. Die Hanteln liegen auf den Schultern. Die Arme nach oben heben und senken (s. Abb. 46).

In Schrittstellung mit gebeugten Knien stehen, die Arme vor dem Körper anwinkeln. Beide Arme miteinander im Ellbogen beugen und strecken. Dann gegeneinander beugen und strecken. In der Schrittstellung das Bein wechseln (s. Abb. 47).

Aufrecht stehen, die Arme liegen seitlich am Körper. Eine Hantel führt auf einer Seite den Arm nach unten, Richtung Knie. Der Oberkörper beugt sich zu dieser Seite. Gleichzeitig zieht die andere Hantel die Hand unter die Schulter. Die Seiten wechseln (s. Abb. 48).

Muskelanspannung und Entspannung

Jaccobsen, ein amerikanischer Arzt, erkannte, dass durch gezieltes Anspannen und Entspannen einzelner Muskelgruppen eine bessere seelische und körperliche Verfassung erreicht werden kann. Diese Methode ist ideal, um sich in belastenden Situationen schnell und wirkungsvoll zu entspannen, ruhiger und gelassener zu werden. Die Übungen sind leicht zu erlernen und überall anwendbar. Man kann im Liegen, Sitzen und Stehen üben.

Achten Sie auf eine bequeme Grundhaltung.
- Halten Sie die Spannung fünf Sekunden. Die Entspannung sollte wenigstens zwanzig Sekunden dauern. Wiederholen Sie die Übungen dreimal. Lassen Sie den Atem, auch bei der Anspannung weiter fließen.
- Ballen Sie Ihre Hände zu Fäusten. Spannung halten und entspannen.
- Hände zur Faust ballen und den Unterarm zum Oberarm ziehen. Bizeps anspannen. Spannung halten und entspannen.
- Zehen Richtung Fußsohle oder Fußrücken ziehen, Unterschenkel, Oberschenkel und Sitzmuskulatur anspannen, Spannung halten und entspannen.
- Schultern nach vorne ziehen, Spannung halten, entspannen.
- Schultern nach hinten ziehen, Spannung halten, entspannen.
- Schultern zu den Ohren ziehen, Spannung halten, entspannen.
- Grimassen schneiden und entspannen.
- Alle Muskelpartien, die Ihnen jetzt bewusst werden, anspannen und entspannen.

Sie können dazu eine Ihnen angenehme, ruhige Musik hören, um die Entspannungsmomente zu vertiefen.

Wenn Sie Schmerzen oder Verspannungen in einer Muskelgruppe spüren, wenden Sie die Jacobsen Methode an. Sie werden schnell Linderung bemerken.

Die Beckenbodenmuskulatur trainieren
Unser Becken ist die Basis des Körpers. Für Spitzensportler, Sänger und Schauspieler ist ein gut ausgebildeter Beckenboden die Grundlage ihrer Leistungsfähigkeit. Die Kraft aus der Mitte findet man im Yoga, im Autogenen Training, im Qi Gong und in keltischen Runenübungen.

Die Beckenbodenmuskulatur zu trainieren hilft gegen viele Beschwerden. Kreuzschmerzen lassen nach, Hüftbeschwerden werden geringer, Prostataproblemen wird entgegengewirkt, Hämorrhoiden werden gelindert, Blasen- und Gebärmuttersenkung können verhütet werden, Inkontinenz wird vorgebeugt und der Lustgewinn beim Sex wird gesteigert.

Sie können die folgenden Übungen zum Teil unauffällig in Ihren Tagesablauf einfügen. Üben Sie so oft wie möglich.

Aufrecht stehen. Ziehen Sie die Gesäßmuskulatur und die Sitzknochen zusammen. Fünf Sekunden die Spannung halten und zehn Sekunden entspannen. Wenn Sie Ihre Hände auf Ihre Hüfte legen, fühlen Sie, wie Sie bei jeder Anspannung schmaler werden (s. Abb. 49).

Wenn Sie sitzen, schieben Sie Ihre Hände unter Ihr Gesäß und fühlen Sie Ihre Sitzknochen. Spannen Sie Ihren Beckenboden an, fühlen Sie wie sich Ihre Sitzknochen näher kommen. Fünf Sekunden die Spannung halten und zehn Sekunden entspannen (s. Abb. 50).

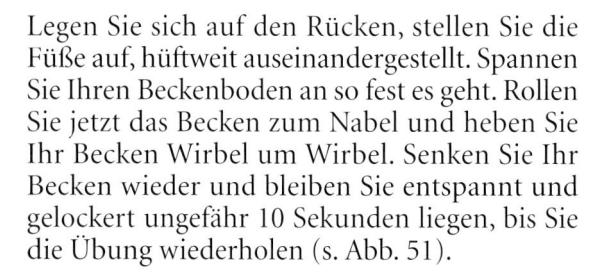

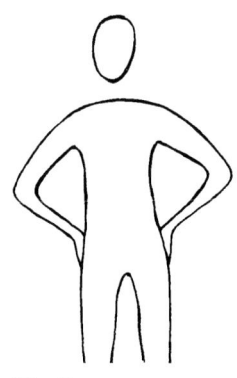

Abb. 49

Legen Sie sich auf den Rücken, stellen Sie die Füße auf, hüftweit auseinandergestellt. Spannen Sie Ihren Beckenboden an so fest es geht. Rollen Sie jetzt das Becken zum Nabel und heben Sie Ihr Becken Wirbel um Wirbel. Senken Sie Ihr Becken wieder und bleiben Sie entspannt und gelockert ungefähr 10 Sekunden liegen, bis Sie die Übung wiederholen (s. Abb. 51).

Gehen Sie in den Kniestand. Die Hände werden auf dem Boden abgestützt. Ihr Rücken ist gerade. Gehen Sie jetzt leicht ins Hohlkreuz und spannen Sie Ihr Becken kräftig an. Gleiten Sie langsam, mit angespanntem Beckenboden, in die andere Richtung und machen Sie einen Katzenbuckel. Dann zur Mitte zurück kommen und entspannen (s. Abb. 52).

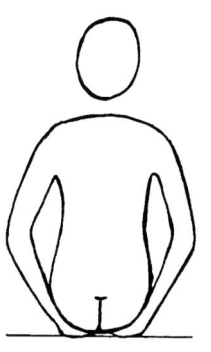

Abb. 50

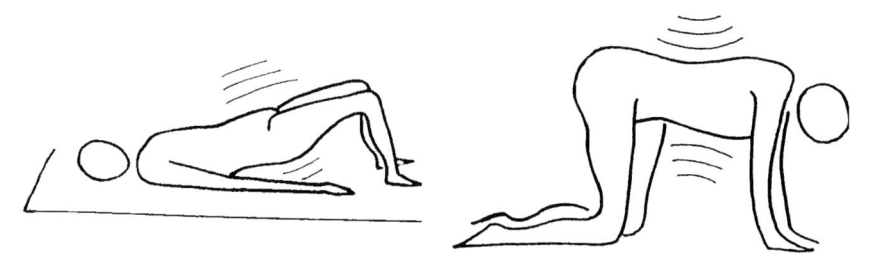

Abb. 51

Abb. 52

Kneippanwendungen zum leichten Einschlafen

Wassertreten nach Kneipp
Hilft bei Einschlafstörungen und venösen Beschwerden, bei Störungen der Wärmeregulation und Neigung zu hohem Blutdruck. Erfrischt am Tag und beruhigt am Abend. In einen großen Eimer oder in die Badewanne kaltes Wasser füllen. Das Wasser soll bis handbreit unter das Knie reichen. Mit beiden Beinen im Wasser gehen, dabei die Knie so weit wie möglich hochziehen. Im Storchengang wird bei jedem Schritt ein Bein aus dem Wasser herausgehoben (s. Abb. 53).

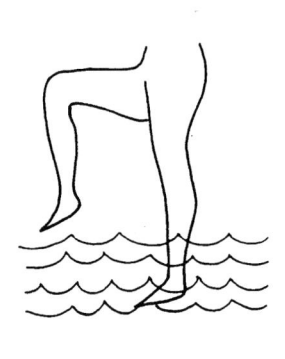

Abb. 53

Diese Übung darf nur gemacht werden, wenn die Füße warm sind. Dauer $1/2$–1 Minute. Bei schneidendem Schmerz aufhören. Beine und Füße gut abtrocknen. Wiedererwärmung durch Laufen oder im Bett.

Nasse Socken nach Kneipp
Sind für zu Hause besonders gut geeignet. Die Anwendung wirkt beruhigend, schlaffördernd und venentonisierend. Ein Paar Baumwollsocken in kaltem Wasser einweichen, auswringen, anziehen und warme Wollsocken darüber ziehen, ins Bett gehen und schlafen.

Diese Anwendung darf nur bei warmen Füßen praktiziert werden (s. Abb. 54).

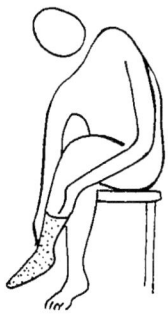

Abb. 54

Leibwaschung nach Kneipp
Hilft bei Einschlafstörungen und bei Neigung zu Darmträgheit und Blähungen. Ein Waffelküchentuch in kaltem Wasser einweichen, auswringen und in eine kleine Schüssel legen. Ins Bett gehen, die Schüssel mit dem Tuch steht neben dem Bett. Den Bauch frei machen, die Beine aufstellen. Das Tuch ist viermal gefaltet. Sie legen eine Seite des nassen Tuches auf den Bauch, halten es mit beiden Händen fest und kreisen langsam, im Uhrzeigersinn fünfmal um den Bauchnabel herum. Dann drehen Sie das Tuch um, um nochmals fünfmal zu kreisen. Jetzt das Tuch auffalten, und die kühlen, frischen Innenseiten nach außen bringen, und wieder mit jeder Seite fünfmal kreisen. Das Tuch in die Schüssel

zurücklegen, nicht abtrocknen, den Bauch zudecken, Licht aus. Sie werden in den Schlaf entgleiten (s. Abb. 55).

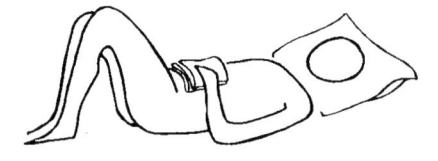

Abb. 55

Kaffee zum Einschlafen?

Ja, Sie haben richtig gehört, wenn man älter wird kann Kaffee das wunderbarste Schlafmittel sein. Eine halbe Stunde vor dem Schlafengehen getrunken, kann er Wunder wirken. Aber das gilt nicht für jeden. Probieren Sie es einfach aus und wenn's nicht funktioniert, dann trinken Sie warme Milch mit Honig oder ein Glas warmes Wasser. Nicht vergessen: nach Süßem immer die Zähne putzen.

Der richtige Duft zum Schlafen

Kennen Sie Orangenduft? Ein wunderbarer, frischer und beruhigender Duft, der an Ferien und Sonne in südlichen Ländern erinnert. Einige Tropfen auf eine kleine Holzschale genügen. Die Holzschale saugt den Duft auf. Mit dem Duft von Orangen haben Sie die schönsten Träume. Auch ein Lavendelkissen wirkt beruhigend und schlaffördernd. Nähen Sie zwei kleine Tücher zusammen, die mit frischem Lavendel gefüllt werden. Wenn Sie das Kissen kneten, entströmt immer wieder frischer Lavendelduft.

Autogenes Training

Ist von der Hypnose abgeleitet und am sinnvollsten in einem Kurs zu erlernen. Mit autogenem Training kann man mehr erreichen als Stress abzubauen, besser schlafen und gelassener werden. Man kann sich, da es ja eine Selbsthypnose ist, mit formelhaften Vorsätzen, auf ein bestimmtes Ziel hin programmieren. Wenn Sie zum Beispiel erfolgreicher sein wollen, können Sie den Vorsatz formulieren: »Ruhig und gelassen werde ich mein Ziel erreichen«. Wichtig ist, Ihr Vorsatz muss immer positiv ausgedrückt und für Sie glaubhaft sein. Sonst funktioniert es nicht. Sie können sich nicht selbst belügen.

Ich werde Ihnen eine Kurzform des autogenen Trainings anbieten, die Sie auch zu Hause machen können. Sie ersetzt aber nicht einen intensiven Kurs und ständige Übung.

Liegen oder sitzen Sie bequem, in einem Moment der Ruhe. Wandern Sie in Gedanken durch Ihren Körper und lösen Sie alle Verspannungen. Lassen Sie Ihre Gedanken kommen und gehen. Sie sind unwichtig, und ziehen vorbei wie die Wolken am Himmel. Atmen Sie ruhig und normal. Sagen Sie sich, erst in kleineren, später in größeren Abständen, mit Ihrer inneren Stimme:
- Ich bin ganz ruhig.
- Ich bin ganz schwer.
- Ich bin ganz warm.
- Wenn Sie vor dem Schlafen üben, ist Ihre Übung beendet.
- Wenn Sie nur zur kurzen Entspannung geübt haben, sagen Sie nach den drei Formeln: »Ich bin frisch und munter«.
- Atmen Sie tief durch und recken und strecken Sie sich.
- Wenn Sie ein bestimmtes Ziel erreichen wollen, fügen Sie den formelhaften Vorsatz ein, oder sagen Sie ihn zum Schluss.

Rituale, die das Einschlafen leicht machen

Der Tag klingt aus. Sie haben hoffentlich nicht so viel Aufregendes erlebt. Ist es jetzt Zeit für Ihre warme Milch, Ihren Kaffee, Ihr Glas Wasser? Hören Sie noch Ihre Lieblingsmusik, lesen Sie ein Buch oder essen Sie ein wenig Schokolode? Jeder hat seine eigenen kleinen Gewohnheiten zum Abend und die sollten Sie auch beibehalten. Beneidenswerte Menschen legen sich ins Bett, schließen die Augen und schlafen sofort ein.

Ich liebe es, am Abend etwas Schokolade zu essen. Manchmal versuche ich es auch mit »Gesundem«, wie Joghurt mit Honig oder einem kleinen Müsli. Macht mich aber nicht so glücklich wie meine Schokolade. Es ist nachgewiesen, dass durch Kohlenhydrate Hormone ausgeschüttet werden, die beruhigen und glücklich machen. Essen Sie am Abend nicht so scharf, denn Scharfes macht munter. Ein Glas Bier oder Wein kann das Einschlafen erleichtern. Zuviel Alkohol verhindert einen gesunden Schlaf und stört, wie Medikamente auch, das Schlafmuster.

Es gibt aber auch Möglichkeiten, den Schlaf kalorienärmer zu locken. Wie wäre es mit einem zehnminütigen Spaziergang vor dem Schlafengehen? Sie könnten Melissentee oder anderen beruhigenden Tee wie z.B. Rooibos Tee trinken. Oder lieben Sie eine warme Dusche oder ein entspannendes Bad am Abend?

Fällt Ihnen das Einschlafen schwer, nehmen Sie beide Ohrläppchen unten zwischen Daumen und Zeigefinger, und massieren sie mit kreisenden Bewegungen. Es kann auch helfen, nur das rechte Ohrläppchen zu kneten. Sie werden sehr schnell einschlafen. Zwingen Sie niemals den Schlaf herbei. Man muss ihn kommen lassen, sich lösen und fallen lassen, denn wenn man nach dem Schlaf greift, flieht er. Gehen Sie ins Bett, wenn Sie müde sind. Am Abend öffnet sich ein Schlaffenster und Sie sollten es beachten. Denn wenn Sie trotz Müdigkeit wach bleiben, wird das nächste Schlaffenster erst zwei bis drei Stunden später aufgehen.

Entschließen Sie sich jedoch, zwischen den Schlaffenstern ins Bett zu gehen, wird Ihnen das Einschlafen schwer fallen. Eine weitere Möglichkeit, leichter einzuschlafen, läuft über den Atem. Beim Einatmen mit der inneren Stimme »Ruhe« sagen, beim Ausatmen »Schlaf«.

Immer wieder »Ruhe«, »Schlaf«, »Ruhe«, »Schlaf«. Sehr schnell ruhen Sie in Morpheus Armen. Wenn Sie einmal nicht so gut schlafen, überbewerten Sie es nicht. Weniger Schlaf macht uns sogar munterer und meistens schläft man in der nächsten Nacht umso besser.

Wenn Sie mit einem Partner zusammenleben, genießen Sie das Wohlgefühl der Berührung. Legen Sie Ihre Körper eng zusammen, lassen Sie es zu, dass Energien und Zärtlichkeit ausgetauscht werden. Geben Sie sich gegenseitig Kraft. Helfen Sie dem anderen, wenn er sich einmal nicht so wohl fühlt, indem Sie sanft Ihre flachen Handflächen auf möglichst vielen Stellen des Körpers ruhen lassen. In Gedanken sollte der Gebende dem Ruhenden Gutes tun wollen, ihm seine Energie und Kraft schenken. Streicheln Sie Ihren Partner oder massieren Sie ihn. Fragen Sie ihn wie er es gerne haben möchte und was ihm jetzt, in diesem Moment gut tut. Fassen Sie sich an den Händen vor dem Einschlafen oder berühren Sie sich an irgendeiner Stelle des Körpers. Das Glück der Zweisamkeit wird sich in Ihnen ausbreiten und zu Sicherheit, Zufriedenheit, Liebe und Geborgensein führen: Es sind die besten Voraussetzungen für einen erholsamen und tiefen Schlaf.

Hilfe durch Vorstellungskraft

Liegen oder Sitzen Sie bequem. Atmen Sie langsam und tief ein und aus, ganz regelmäßig. Schließen Sie Ihre Augen. Entspannen Sie Ihren Körper nach der Methode, die Ihnen zusagt und mit der Sie am besten loslassen können. Lassen Sie in Ihrer Vorstellung Ihre Krankheitssymptome zu Seifenblasen werden, die Ihren Geist und Ihren Körper verlassen. Ihre Fantasie pustet die Seifenblasen weg, weit weg. Sie sehen sie immer kleiner werden und am Horizont verschwinden. Stellen Sie sich jetzt einen Ort vor, an dem Sie sich besonders wohl fühlen. Vielleicht in den

Bergen, am Strand, im Wald oder auf einer Wiese. Sie fühlen sich gesund und lebendig. Ihre Umgebung ist hell erleuchtet und erfüllt von reinem, klarem Licht. Diese Helligkeit dringt in ihren Körper, erfüllt ihn mit gesunder, kraftvoller Energie. Sie genießen es, in diesem Licht zu baden.

Gesundheitstipps in einem Satz
- Vier Walnüsse, oder Äpfel, oder Haferflocken oder Hülsenfrüchte mit Zwiebeln senken den Cholesterinspiegel.
- Pfefferminzöl ersetzt Tabletten bei Kopfschmerzen.
- Preiselbeeren und Heidelbeeren helfen bei chronischer Blasenentzündung.
- Zur Vorbeugung von Prostatabeschwerden Kürbiskerne essen.
- Bei gynäkologischen Beschwerden häufig Rosenkohl essen.
- Kartoffel-Möhrensuppe mit Salz bei Durchfall.
- Joghurt, Sauerkraut und Oliven zur Darmregulation.
- Äpfel bei Erkrankungen der Atemwege und zur Senkung des Cholesterinspiegels.
- Knoblauch und Zwiebel bei häufigen Erkältungen.
- Bananen gegen Beinkrämpfe.
- Schweinefleisch bei zu niedrigen Eisenwerten.
- Rooibos (Rotbusch) Tee hilft bei Schlafstörungen, Nervosität, Magen- und Darmbeschwerden, Rheuma und Allergien.
- Warme Milch mit Honig zum Einschlafen.
- Bei rissigen und spröden Händen und Füssen Melkfett oder Wollfett mit Puderzucker anrühren, abends auftragen und Baumwoll-Handschuhe oder Socken anziehen.
- Teebaumöl hilft gegen Viren, Bakterien und Pilze, bei kleinen Wunden, Insektenstichen, gegen Pickel, Herpes, Schuppen, Fußpilz, Paradontitis, Halsschmerzen und Schnupfen.
- Quark mit viel Knoblauch und Kräutern oder mit Kresse und Meerrettich vertreibt Viren und Bakterien.
- Ingwerpulver hilft gegen rheumatische Beschwerden.
- Zimt und viel Bewegung beugen Diabetes vor.
- Obstessig mit Honig und Wasser, morgens nüchtern getrunken, hilft gegen geplatzte Äderchen und kräftigt das Immunsystem.
- Wenn Sie einmal sehr unglücklich sind, essen Sie ein Stück Schokoladentorte oder Schokolade.
- Dauernd Heißhunger auf Schokolade, Gebäck und Likör? Raus an die frische Luft und bewegen. Früher Aufstehen.

Gesund durchs ganze Jahr

Frühling

Der Frühling ist die Zeit des Erwachens, der Hoffnung, des Wachsens. Die Tage werden länger, es drängt uns hinaus in die Natur, wir sind tatendurstig und unternehmungslustig. Vielleicht haben Sie im Winter ein paar Pfunde angesetzt? Nicht schlimm, jetzt ist die richtige Zeit, sie wieder los zu werden. Durch Licht und Sonne brauchen wir nicht mehr so viele Seelenberuhiger und es fällt uns leicht die Nahrung zu reduzieren.

Die Zeitschriften sind voller Vorschläge zum Abnehmen, und auch wir gehören zu denen, die denken, vielleicht ist ja endlich auch der richtige Tipp für mich dabei. Ich kann Sie beruhigen, seien Sie froh, wenn Sie Ihre bisherigen Fastenkuren nicht durchgehalten haben. Denn Fasten macht fett. Beim Fasten stellt sich Ihr Körper auf Sparflamme ein und der Grundumsatz wird geringer. War ja auch eine sehr schlaue Einrichtung als man noch nicht so viel zu essen hatte.

Ist aber jetzt von Nachteil. Denn wenn wir längere Zeit sehr wenig gegessen oder gefastet haben, bleibt der Grundumsatz auf einem niedrigeren Pegel, und leider steigt er nur sehr langsam wieder an, wenn wir normal essen. Erst nach ungefähr zwei Monaten normalisiert sich der Grundumsatz wieder. Das heißt, dass wir nach einer Nahrungsreduzierung weniger Kalorien brauchen als vorher und sozusagen mit jeder Diätkur weniger essen dürfen, um nicht wieder zuzunehmen. Man nennt dies den Jojo Effekt. Die einzige Möglichkeit, den Grundumsatz wieder anzukurbeln, ist viel Bewegung. Und denken Sie daran, es gibt gute und schlechte Futterverwerter. Ist das nicht traurig, wo Essen doch so viel Spaß macht?

Also, wenn Sie Ihre Winterpfunde loswerden wollen, ohne ein immer besserer Futterverwerter zu werden, sind einige Punkte zu beachten:
- Nehmen Sie nicht mehr als 1 Kilo in der Woche ab.
- Machen Sie keine einseitigen Kuren, sie schaden Ihrer Gesundheit.
- Nehmen Sie keine Medikamente zum Abnehmen.
- Ein Multivitamin Präparat ist empfehlenswert.
- Bewegen Sie sich viel.
- Manchmal reicht es schon, den Alkohol und süße Getränke aus dem Speiseplan zu streichen.

Oder wie wäre es mit einem Reistag in der Woche? Gekochter Reis, ohne Salz. Morgens Reis mit Obst, mittags Reis mit Salat und abends Reis mit warmem Gemüse. Als Getränke Wasser und Tee. Sie können einen solchen Entlastungstag auch zweimal in der Woche einlegen, wenn er Ihnen gut bekommt.

Besonders abführend und entlastend wirkt eine Sauerkrautsaft-Kur, die sehr gut in die Frühlingszeit passt. Morgens nach dem Aufstehen ein kleines Glas Sauerkrautsaft trinken. Die Wirkung ist durchschlagend, also erst einmal vorsichtig dosieren. Die Milchsäurebakterien fördern die Darmflora und sorgen für schöne Haut.

Sie können auch eine Brennnessel- oder Löwenzahnsaft-Kur durchführen. Wenn Sie unter Magen-Darmbeschwerden leiden oder Hautprobleme haben, empfehle ich Ihnen für eine Woche die folgende Schonkur:

- Beginnen Sie den Morgen, eine halbe Stunde vor dem Frühstück, mit einem kleinen Glas kühlen Sauerkrautsaft. Er regt die Verdauung an. Zum Frühstück vollfetten Naturjoghurt und altbackene Weißbrötchen essen. Brötchen dreißigmal kauen und Joghurt mitkauen. Warmen Früchte- oder Kräutertee trinken. Trinken Sie am Tag zwischendurch viel Wasser.
- Zum Mittagessen gibt es Kartoffelsuppe mit Gemüse nach Jahreszeit, vor allem auch Möhren. Dazu altbackene Brötchen essen, die langsam und lange gekaut werden.
- Immer, wenn Sie Hunger bekommen, trinken Sie warmen Tee und essen von den Brötchen.
- Zum Abendessen wie beim Frühstück, Joghurt, altbackene Brötchen und warmen Tee. Wer sehr hungrig ist, kann auch nochmals etwas Kartoffelsuppe essen.
- Sie können immer soviel essen, bis Sie satt sind. Nehmen Sie einmal am Tag eine Multivitamin Brausetablette. Wenn Sie unbedingt etwas Süßes brauchen, essen Sie Honig.

Sommer

Der Sommer sollte uns mit warmen Temperaturen und viel Sonnenschein erfreuen. Wir fühlen uns einfach besser, wenn die Sonne scheint. Am liebsten legen wir uns in die Sonne und lassen uns bräunen. Unsere Stimmung hebt sich, Unreinheiten der Haut verschwinden, und Abwehrkräfte werden gestärkt. Doch Vorsicht, nur bei maßvoll dosierter Sonnenbestrahlung, am besten unter einem Sonnenschirm, setzen diese positiven Wirkungen ein, denn wenn wir übertreiben, verschlechtert sich die allgemeine Abwehrkraft, die Haut verbrennt, neigt dadurch zu mehr Falten und schlimmstenfalls zu Krebs. Durch die Überreizung sind wir müde und abgeschlafft. Jedoch in Maßen genossen, hat Sonnenlicht lebenswichtige Auswirkungen auf den Körper. Es bildet sich Vitamin D in der Haut, das für den Kalzium- und Phosphatstoffwechsel und somit für die Knochen und die Zahnbildung notwendig ist. Wenn Sie jetzt noch viel Obst und Milchprodukte essen, haben Sie das Gesündeste für Ihre Knochen getan.

Vermeiden Sie, lange Zeit nichts unternehmend in der Sonne zu liegen. Ihr sonst reger Geist verlangsamt sehr schnell, wenn er nicht gefordert wird. Lesen Sie ein Buch oder unterhalten Sie sich oder spielen Sie mit Freunden Karten. Bleiben Sie geistig und körperlich in Bewegung. Machen Sie einen Spaziergang, aber nicht in der prallen Sonne und gut geschützt.

Herbst

Die Zeit der Ernte und des reich gedeckten Tisches. Wir fühlen uns gut. Die Sonne und das Licht des Sommers haben uns Kraft gegeben, jetzt ist das Quartal des optimalen Wohlbefindens. Die beste Zeit, sich gegen Grippe impfen zu lassen, denn der Winter steht vor der Tür und die Erkältungszeit naht.

Es ist auch höchste Zeit, einmal mehr an unsere Zähne zu denken. Sie bilden mit dem Mund das Tor zu unserem Körper und je achtsamer wir mit ihnen umgehen, umso größer ist die Chance gesund zu bleiben. Die Ernährung spielt eine große Rolle bei der Gesunderhaltung der Zähne. Die Zähne brauchen etwas zu beißen, damit sie fest im Zahnfleisch sitzen können. Aber keine Bonbons oder Kuchen, sondern am Besten festes Obst wie Äpfel und Birnen oder auch rohe Möhren und rohen Brokkoli oder auch altbackenes Brot. Hat man viel frisches Obst oder frisches Gemüse gegessen, neutralisieren ein Schluck Milch oder ein Stück Käse die Säuren, die den Zahnschmelz angreifen können.

Die Zähne sollten erst nach ungefähr zwanzig Minuten geputzt werden, wenn man saures Obst gegessen oder saure Säfte getrunken hat. Solange braucht der Zahnschmelz, bis er sich wieder geglättet hat. Nach dem Genuss von Süßigkeiten sollte man immer die Zähne putzen. Hat man keine Möglichkeit dazu, kann man auf Kaugummi ausweichen, das schnell wieder ein gesundes Säuremilieu im Mund herstellt. Auch Käse als Nachtisch ist sehr empfehlenswert, er sorgt ebenfalls für ein gesundes Milieu im Mund und verhindert so Karies.

In der Ernährung sollten nicht zu viele phosphorhaltige Nahrungsmittel sein, wie Fleisch, Kaffee, Colagetränke, Schokolade und auch Vollkornprodukte. Denn Phosphor ist ein Kalziumräuber. Unser Körper versucht Kalzium und Phosphor immer in einem für ihn günstigen Verhältnis zu halten. Essen wir zu viele phosphorhaltige Nahrungsmittel, kann es sein, dass das Kalzium aus der aufgenommenen Nahrung nicht ausreicht, als Folge wird das Kalzium den Knochen entzogen. Es gibt Hinweise, dass der Kalziumabbau zunächst am Kieferknochen stattfindet, was eine Ursache von Parodontose sein kann. Hinreichend bekannt ist die Auswirkung des Kalziummangels auf die Knochen, es kommt zur Osteoporose. Essen Sie also viel kalziumhaltige Kost wie Milchprodukte und Grünkohl. Trinken Sie Mineralwasser. Besonders viel Kalzium enthalten Hartkäse und Parmesan, Sesamkörner und Tofu.

Scheuen Sie sich nicht, die noch wenig bekannte Zahnseide zu nutzen. Lassen Sie sich von Ihrem Zahnarzt in den Gebrauch einweisen. Ihre Zahnzwischenräume werden von Belägen und Bakterien befreit. Und natürlich putzen Sie Ihre Zähne nach dem Essen, achten Sie auf Ihre Mundhygiene. Viele Erkrankungen der inneren Organe sind auf Bakterienherde an den Zähnen zurückzuführen.

Winter

Die Winterzeit ist von Kälte und Dunkelheit geprägt. Unser Körper braucht aber trotzdem Licht und Sonne. Wir haben größeren Appetit, eine warme Suppe tut besonders gut. Jetzt ist die Zeit der Geselligkeit, der Süßigkeiten, der warmen Getränke. Wärme, Alkohol und gute Gerüche streicheln unsere Seele.

Es geht aber auch ohne Alkohol. Probieren Sie einmal Yogi Tee, der aus einem Aufguss verschiedener orientalischer Gewürze besteht.

Im Ayurveda, der 3000 Jahre alten medizinischen Wissenschaft der Hindus, werden den Gewürzen folgende heilende Eigenschaften zugeschrieben:
- Pfeffer gegen Verdauungsstörungen.
- Ingwer als Heilmittel gegen Leberleiden, Blähungen, Anämie, rheumatischen Beschwerden und Übelkeit.
- Kardamom gegen schlechten Mundgeruch, Kopfschmerzen, Fieber, Husten, Erkältungen, Hämorrhoiden und Augenkrankheiten.
- Koriander bei Verstopfung und Schlaflosigkeit.
- Nelken bei Herzbeschwerden, Magen-Darmstörungen, Milz-, Leber- und Nierenstörungen.

Mischen Sie für den Yogi Tee 100 g geschnittene Zimtstangen, 30 g Ingwerwurzel, 20 g Kardamom, 10 g Koriander, 10 g Nelken, 5 g schwarzer Pfeffer und 2 Lorbeerblätter in einem Glas. Für eine Tasse brauchen Sie einen Esslöffel der Gewürzmischung und 1 l kochendes Wasser. Lassen Sie den Tee fünfzehn Minuten zugedeckt ziehen. Sie können die Gewürzmischung mehrfach aufgießen oder verdünnen. Süßen Sie mit Honig und geben Sie einen Schuss Sahne oder Vollmilch in den Tee. Sie können Kakao darüber streuen. Der Tee schmeckt auch kalt. Kaufen Sie die Zutaten in einem Asien-Haus, im Reformhaus oder in der Apotheke. Dazu Kerzenlicht und sanfte Musik und auch der kalte Winter zeigt seine schönen Seiten.

Gehen Sie möglichst täglich ins Freie und bewegen Sie sich, egal bei welchem Wetter. Sie werden die jahreszeitlich negativen Stimmungsschwankungen reduzieren. Je mehr Licht Sie tanken und sich draußen bewegen, um so geringer wird der Hunger nach Süßem. Licht und Zucker wirken ähnlich auf unseren Gehirnstoffwechsel. Beide sorgen für mehr Serotonin. Serotonin ist ein Botenstoff, der für die Übermittlung guter Nachrichten zuständig ist. Vor allem am späten Nachmittag, wenn das Licht abnimmt, kommt die Lust auf Süßigkeiten. Naschen vermittelt ein Wohlgefühl und Entspannung. Leider hat man dabei meist ein schlechtes Gewissen und der Weg zur Waage fällt immer schwerer. Während Licht den Abbau von Serotonin blockiert, sorgt Zucker für Nachschub von Serotonin. Essen wir Süßes, stellt die Bauchspeicheldrüse Insulin bereit. Mit dessen Hilfe gelangt der Eiweißbaustein Tryptophan aus dem Blut ins Gehirn und wird zu Serotonin umgewandelt. Wir fühlen uns wohl, wenn genügend Serotonin vorhanden ist. Kein Wunder, dass wir im Winter so gerne Plätzchen essen und bei Liebeskummer nach Pralinen greifen.

Selbst Genussmittel wie Alkohol und Kaffee helfen den Lichtmangel auszugleichen. Koffein lässt wie Zucker den Serotoninspiegel ansteigen, und Alkohol blockiert den Abbau von Serotonin. Deshalb lieben wir im Winter dampfenden Kaffee mit Marmeladebrötchen zum Frühstück und gegen Abend ein Glas Rotwein, der verhindert, dass Serotonin so schnell abgebaut wird. Vielleicht verstehen Sie jetzt, warum eine Trennkost-Kur im Winter Schwierigkeiten bereitet.

Im Winter können Sie die Aufnahme zu vieler Giftstoffe im Körper vermeiden, indem Sie Gemüse der Saison kaufen und zubereiten. Jetzt ist die ideale Zeit für Hülsenfrüchte. Sie enthalten viele Ballaststoffe, Mineralstoffe und sekundäre Pflanzenstoffe. Bohnen, Erbsen und Linsen sind nahezu unbegrenzt haltbar und zur Bevorratung geeignet. Um Hülsenfrüchte leichter verdaulich zu machen, werden sie eingeweicht, das Einweichwasser weggeschüttet und mit frischem Wasser gekocht. Sicher werden einige Mineralstoffe und Vitamine weggeschüttet, aber die Hülsenfrüchte werden auch besser verträglich. Kochen Sie eine große Portion und frieren Sie den Rest ein, denn durch das Einfrieren verändern sich die Eiweißmoleküle und Ihr Gericht wird noch besser verträglich. Winterharte Gemüse sind Feld- und Endiviensalat, Lauch, Rosenkohl und vor allem der sehr vitamin- und calciumreiche Grünkohl. Empfehlenswert sind ebenfalls Weiß- und Rotkohl, Möhren und Knollensellerie. Auf den Kopfsalat sollten Sie im Winter verzichten, er bekommt im Gewächshaus zu wenig Sonne und ist dadurch zu stark mit Nitrat belastet.

Achten Sie besonders im Winter auf richtige Beleuchtung in Ihren Räumen. Je umweltfreundlicher die Lampen werden, desto schlechter sind sie für unseren Körper, also leben Sie nicht nur mit Energiesparlampen. Wenn Ihr Lichthunger sehr groß ist, so erfüllen Sie ihn und sparen Sie nicht. Sorgen Sie nicht nur für Deckenbeleuchtung, sondern lassen Sie das Licht auch von der Seite durch eine Stehlampe oder Tischlampe einfallen. Wechseln Sie die Art der Glühbirnen, versuchen Sie einmal eine sogenannte Tageslichtlampe. Suchen Sie so lange, bis Sie das richtige Wohlfühllicht für sich gefunden haben.

Harmonie mit Musik

Hören steuert unser körperliches Gleichgewicht und die psychische Empfindlichkeit. Deshalb sollten wir unserer akustischen Umwelt erheblich mehr Aufmerksamkeit zukommen lassen. Töne sind Schwingungen, die wie eine Wohltat auf uns wirken können, sie können uns aber auch krank machen. Hinzu kommt, dass sich das Hören nicht abschalten lässt. Der Mensch hört immer, und das aus gutem Grund. Klang ist Nahrung für Nerven, Psyche, Geist und Körper. Klang ist lebenswichtig wie Luft, Essen und Trinken. Musik beeinflusst unsere Gefühlswelt. Doch welche Musik für welche Gefühle zuständig ist, kann sehr unterschiedlich sein. Musik ist Geschmackssache und wirkt deshalb ganz unterschiedlich auf jeden Menschen.

Zum Entspannen eignet sich sanfte Musik, die nicht traurig sein soll. Wenn Sie sich gerne bewegen, hören Sie Walzermusik und tanzen Sie dazu. Ihre Stimmung hebt sich und Sie bekommen gute Laune. Tanzen Sie öfter allein durch die Wohnung, fühlen Sie Ihren Körper und lassen sich von der Musik tragen. Probieren Sie es auch mit Bauchtanz.

Entspannen Sie sich, fühlen Sie den Rhythmus in Ihrem Bauch. Stellen Sie sich vor, in Ihrem Bauch schwebt eine rote Kugel, die von der Musik bewegt wird. Lassen Sie die Kugel kreisen und folgen Sie mit Ihren Bewegungen der Kugel. Die Arme können sich dabei wie eine Schlingpflanze in alle Richtungen bewegen. Ganz locker und entspannt. Muskelverspannungen lösen sich, und Sie werden sich energiegeladen und erfrischt fühlen.

Farben und Gefühle

Richtige Farben, zur richtigen Zeit, in der richtigen Umgebung beeinflussen unser Wohlsein. Wir wählen bestimmte Farben aus für unsere Bekleidung und für unsere Wohnungsdekoration. Trotz unseres sehr unterschiedlichen Geschmacks sind doch Gleichstimmigkeiten in der Auswahl der Farben feststellbar. Wir würden nie ein Zimmer ganz in rot einrichten, obwohl rot eine wunderschöne Farbe ist, und sie in der Bekleidung häufig bevorzugt wird. Instinktiv und nach Gefühl wählen wir Farben aus, mit denen wir uns wohlfühlen. Bei unserer Bekleidung ist es anders, wir können sie jeden Tag wechseln. Und da wir uns ja jeden Tag anders fühlen, wählen wir, am besten nach Gefühl, die für uns aktuell geeignete Farbe aus. Ich bin dagegen, die Farben nur nach dem Typ zu wählen. Viel wichtiger ist es, die Farbe auszusuchen, die zur Stimmung passt. Außerdem lassen sich auch farbige Tücher einsetzen.

Die Farbe rot

Rot ist die Farbe der Liebe. Sie gibt Selbstvertrauen und Energie. Rot gilt als besonders glückbringende Farbe. Sie steht für Feuer, Wärme, Kraft, Ruhm. Die Farbe Rot kreist in sich selbst und steht für den Körper und die Männlichkeit. Rot ist aber auch die Farbe der Gefahr und des Todes. Rot schwankt also immer zwischen Leben und Tod. Wenn Sie stark erregt sind oder Ihr Blutdruck hoch ist, sollten Sie sich nicht mit rot umgeben. Wenn Sie sich jedoch schwach fühlen und leicht frieren, hilft Ihnen die Farbe Rot, wieder Energie aufzuladen, vor allem wenn rot mit gelb zu orange wird.

Die Farbe orange

Orange ist eine Farbe, die Glück verspricht und auch für Macht sorgt. Wenn Sie Verdauungsprobleme haben, können Sie ein Poster malen. Beginnen Sie in der Mitte mit einem roten Sonnenkreis, der dann orange und zum Schluss gelb wird. Lassen Sie die Farben ineinander fließen. Hängen Sie das Bild gut sichtbar in Ihr Badezimmer und betrachten Sie es intensiv und entspannt. Es hilft bei Entleerungsschwierigkeiten.

Die Farbe gelb

Gelb ist die Farbe des Lichtes, der Sonne, des Geistes. Gelb strahlt nach außen und steht für Weiblichkeit. Gelb steht für Offenheit und Freundlichkeit in der Beziehung zu anderen Menschen. Gelb zeigt Unabhängigkeit und Freiheit. Gelb hat eine aufheiternde und lösende Wirkung auf uns. Unsere Selbstheilungskräfte werden durch gelb mobilisiert. Gelb und Gold zeigen Macht, deshalb durfte in China nur der Kaiser gelb tragen. Übrigens macht gelb auch größer. Gelb werden jedoch auch negative Energien zugeschrieben, wie Geiz, Egoismus, Eifersucht und Wut. Sie kennen den Ausdruck: »Der ist Gelb vor Neid«. Ein Mensch, der von Machtgelüsten und übertriebenem Ehrgeiz getrieben ist, sollte mit Gelb vorsichtig sein. Die Farbe Gelb ist die geeignetste Farbe bei depressiven Verstimmungen. Sie regt die Fantasie an und macht uns kreativ. Wenn Sie zu Hautunreinheiten neigen, sollten Sie sich mit viel Gelb umgeben.

Die Farbe grün

Grün steht für Hoffnung, Frische und Ruhe. Grün ist das Symbol für den Frühling, das Wachstum und die Erneuerung. Mit der Natur verbundene Menschen tragen gerne grün. Im grünen Wald zu wandern beruhigt und gibt Kraft und Energie. In unserer Farbwahrnehmung ist grün vorherrschend.

Die Farbe blau

Blau ist eine Farbe, deren Bewegung nach innen gerichtet ist. Der Betrachter wird zu sich selbst, zu seiner Seele geführt. Blau vereinigt in sich die Tiefe des Meeres und die Weite des Himmels. Wahrscheinlich war deshalb der Hintergrund der meisten Madonnenbilder im Mittelalter blau gemalt. Blau kennzeichnet Ausgeglichenheit und Zufriedenheit. Aber je dunkler das Blau wird, umso mehr kennzeichnet es die Finsternis. Die Engländer sagen, wenn Sie sich verstimmt fühlen: I feel blue. Deshalb sollten Menschen, die zu depressiven Verstimmungen neigen, sich nur mit hellen Blautönen umgeben. Blau besitzt eine kühlende, zusammenziehende Wirkung, es wirkt entzündungshemmend und fiebersenkend. Legen Sie sich bei einer Grippe in blaue Bettwäsche. Heißer Blaubeer- oder Holunderbeersaft wirken bei Erkältungen. Bei Überaktivität und Schlafstörungen wirkt blau beruhigend. Wenn Sie häufig Migräne haben, sollten Sie blaue Unterwäsche und einen blauen Pullover tragen.

Die beruhigende und entspannende Wirkung von Blau geht soweit, dass blaue Beruhigungstabletten besser wirken.

Die Farbe lila

Violett ist eine Mischung aus rot und blau. Es wirkt geheimnisvoll und mystisch auf uns. Kardinäle und Zauberer tragen lila Kleidung. Als Kirchenfarbe steht violett für die Abkehr von der Welt und als Sinnbild der Besinnung. Bei Zauberern soll das Ausgefallene und Rätselhafte durch die Farbe lila aufgezeigt werden.

Schöpferische Tätigkeit

Kennen Sie das wunderbare Gefühl, etwas selbst, durch Nachdenken oder mit den eigenen Händen hergestellt zu haben? Das Glück und die Zufriedenheit, die einen durchströmt, wenn man das Werk vollendet hat? Dabei ist es völlig unwichtig, ob das Produkt perfekt ist. Ich habe es gemacht, es ist meiner Fantasie entsprungen, und ich habe mich wohlgefühlt, während ich daran gearbeitet habe. Jetzt liegt es vor mir und es gefällt mir.

In allen Entspannungs- und Meditationsmethoden versucht man, den Kopf von quälenden Inhalten frei zu bekommen, die Gedanken möglichst unwichtig werden zu lassen. Beim Schreiben, Dichten, Malen, Handarbeiten, Basteln, Bauen, Töpfern blende ich die Welt um mich aus, meine Gedanken und meine Probleme sind wie weggeflogen. Ich konzentriere mich ganz auf das, was ich jetzt mache. Jetzt habe ich meine Mitte gefunden, meine beiden Gehirnhälften haben sich ohne mein Zutun aufeinander bezogen und ich fühle mich wohl.

Ich selbst sticke Mandalas und empfinde es jedes Mal wie ein Abenteuer, ein Mandala entstehen zu sehen. Ich beginne in der Mitte und lasse es nach außen wachsen. Es sieht in jeder Entstehungsphase schön aus, da man immer wieder zum Kreis kommt und der Kreis eine vollkommene Form ist.

Sie können fertig gezeichnete Mandalas in jeder Buchhandlung kaufen und mit Farben ausmalen. Wenn Sie Lust haben, versuchen Sie es. Sie können sich dabei wunderbar entspannen.

Wohlbefinden mit Feng Shui

Die Umgebung, in der wir leben, arbeiten und wohnen, beeinflusst unser Wohlbefinden und unser Schicksal in hohem Maße. Krankheit wird sehr oft durch Disharmonie verursacht. Uneins sein mit der Natur, mit der Umgebung, mit der Gemeinschaft und mit dem eigenen Wesen. Feng Shui zeigt Wege, wie man harmonisch mit seiner Umwelt kommuniziert und zufrieden in ihr lebt. Feng Shui ist die Lehre vom harmonischen Leben und Wohnen. Manches wird Ihnen fremd erscheinen und Sie werden darüber lächeln. Feng Shui ist im chinesischen Kulturkreis entstanden, wird jedoch von immer mehr Menschen unseres Kulturkreises in dem einen oder anderen Punkt angenommen.

Wenn Sie Veränderungen nach der Feng Shui Wissenschaft vornehmen wollen, so gehen Sie in kleinen Schritten vor. Machen Sie zunächst nur eine Veränderung, und leben Sie eine gewisse Zeit mit dieser Veränderung. Fühlen Sie, ob Sie sich damit wohler fühlen, sonst stellen Sie wieder den alten Zustand her. Vermeiden Sie es, Freunden Veränderungen zu empfehlen, damit Sie nachher nicht für deren Schicksal verantwortlich gemacht werden können.

Möblieren Sie Ihre Räume sparsam, halten Sie Ordnung und entfernen Sie den Staub. So kann das Chi, die positive Energie, gut zirkulieren. Wenn Sie sich in einem Raum frei bewegen können, kann auch das Qi fließen. Vermeiden Sie spitze Ecken und Kanten, sie wirken wie Pfeile, die auf Sie gerichtet sind. Frische Blumen sind wunderbare Energiespender. Die Blüten haben die Kraft der Sonne getankt und geben Ihnen die Sonnenenergie zurück. Rote Blumen bringen Liebe und Erfolg, stellen Sie auf Ihren Arbeitsplatz eine rote Rose. Gelbe Blumen bringen Licht und Freude, im Frühling Osterglocken, im Herbst Sonnenblumen. Vermeiden Sie Trockenblumen, Sie schwächen die Energie, während Stoffblumen neutral sind. Bei Grünpflanzen sollten Sie auf abgerundete Blätter achten, denken Sie an die Spitzen, die wie Pfeile wirken. Kakteen sind wegen der Stacheln für die Wohnung weniger geeignet. Stellen Sie Kakteen auf die Terrasse oder in den Garten, sie sollen Diebe fern halten. Möchten Sie Ihre Kinder glücklich verheiraten, so stellen Sie rosarote Pfingstrosen auf, es können auch Stoffblumen sein.

Im Schlafzimmer sollten Sie das Bett nie zwischen Tür oder Fenster aufstellen. Die Energie fließt sonst zu schnell durch den Raum und der Körper erholt sich nicht so gut. Über dem Bett sollten weder Bilder noch Regale hängen, weil sie bedrückend wirken. Hängen Sie keine Spiegel gegenüber vom Bett auf. Während der Nacht wird negatives Chi, das vom Körper abgegeben wird, wieder vom Spiegel zurückgeschickt. Haben Sie schon einen Spiegel, so hängen Sie ihn über Nacht mit einem Tuch zu. Fernseher und Radiowecker beeinträchtigen Ihre Gesundheit durch Elektrosmog (elektrische und magnetische Felder). Besser ist ein Wecker mit Batterie und wenn ein Fernseher sein muss, dann unbedingt abstellen und nicht auf stand by lassen. So sparen Sie auch Geld.

Gehen Sie öfter einmal bewusst durch Ihre Wohnung. Sehen Sie nach Dingen, die überflüssig geworden sind, entrümpeln Sie, auch wenn's schwerfällt. Sie bekommen mehr Platz, die Energie kann wieder ungehindert durch die Räume fließen. Danach fühlen auch Sie sich frischer und leistungsfähiger. Manchmal muss man Altes entfernen, um Neuem Platz zu schaffen.

Die Badezimmertür sollte immer geschlossen sein. Gießen Sie in alle Wasserabflüsse, die nicht immer benutzt werden, nach einigen Tagen Wasser, damit keine verbrauchte Energie durch abgestandenes Wasser entsteht. Halten Sie den Toilettendeckel immer geschlossen, sonst werden Sie nicht zu Geld kommen.

Ein Aquarium bringt Glück und erzeugt positive Energie. Rot und Gold symbolisieren Glück und Reichtum, deshalb sind Goldfische besonders beliebt. Das Wasserbecken sollte immer mit einer ungeraden Zahl von Fischen besetzt sein und ein schwarzer Fisch darf nicht fehlen. Er symbolisiert das Element Wasser, während rote Fische das Element Feuer versinnbildlichen.

Wenn Sie Geld verschenken, verschenken Sie es in einem roten Briefumschlag, so wird das Geld Glück bringen und sich vermehren.

Es ist kaum möglich, alles Feng Shui gerecht einzurichten, es sei denn man baut neu und nimmt einen Feng Shui Berater zu Hilfe. Sehen Sie alles ein bisschen locker, denn es gibt viele verschiedene Wege, die im Feng Shui zum Ziel führen.

Wählen Sie den für Sie besten Weg aus und denken Sie immer daran: Ich will mich wohl fühlen, mir soll es gefallen.

Literatur

Achterberg, J.: Gedanken heilen. Rowohlt Taschenbuchverlag, Hamburg, 1990
Bachmann, R., Schleinkofer, G.: Die Kneipp-Wassertherapie.
  W.P. Sachon KG, Bad Wörishofen, 1987
Beer, U.: Was Farben uns verraten. mvg Verlag, München, 1998
Brosig, V.: Die Originale Schrothkur. Schlütersche, Hannover 2001
Bulling, B., Camci M., Halasa H., Rätz-Günter M.: Arterielle Verschlusskrankheiten.
  Schlütersche, Hannover 2000
Cantieni, B.: Tiger Feeling.Verlag Gesundheit, Berlin, 2000
Ewald, H.: Akupressur für jeden. Econ & List Verlagsgesellschaft, München, 1994
Fischer, J.: Die 100 besten Tips für einen gesunden Rücken.
  TRIAS Verlag, Stuttgart, 1998
Giarini, O., Liedtke, P.: Wie wir arbeiten werden. Heyne Verlag, München, 1997
Greissing, H., Zillo, H.: Zilgrei gegen Rückenschmerzen.
  Mosaik Verlag, München, 1991
Kabat-Zinn, J.: Gesund und stressfrei durch Meditation.
  Otto Wilhelm Barth Verlag, 1991
Kasper, H.: Gesunde Ernährung bei Magen- und Darmerkrankungen.
  Schlütersche, Hannover 2000
Kim da Silva, Do-Ri Rydl: Energie durch Bewegung.
  Droemersche Verlagsanstalt Th. Knaur Nachf., München, 1995
Kim da Silva: Gesundheit in unseren Händen.
  Droemersche Verlagsanstalt Th. Knaur Nachf., München 2000
Leitzmann, C., Groeneveld, M.: Gesundheit kann man essen.
  Deutscher Taschenbuchverlag, München, 1997
Lidell, L., et al.: Massage. Mosaik Verlag, München, 1984
Middendorf, I. : Der erfahrbare Atem. Junfermann-Verlag, Paderborn, 1995
Olvedi, U.: Das Stille Qi Gong. Scherz Verlag, Bern, 1994
Pollmer, U., et al. : Liebe geht durch die Nase.
  Verlag Kiepenheuer & Witsch, Köln, 1997
Pongratz, J., Qi Gong im Alltag.
  Droemersche Verlagsanstalt Th. Knaur Nachf., München, 1994
Pütz, J., Kirschner, M.: Ayurveda Lebenselixiere aus Indien.
  Vgs Verlagsgesellschaft, Köln, 2000
Rueger, Ch. : Die musikalische Hausapotheke. Ariston Verlag, Genf, 1991
Tilscher, H., Eder, M.: Wirbelsäulenschule. Hippokrates Verlag, Stuttgart, 1994
Toos, L.: Praktisches Feng Shui. Gräfe und Unzer Verlag, München 2000
Zimmermann I.: Beckenbodentraining. Schlütersche, Hannover 1996